凹《へこ》まない100の習慣

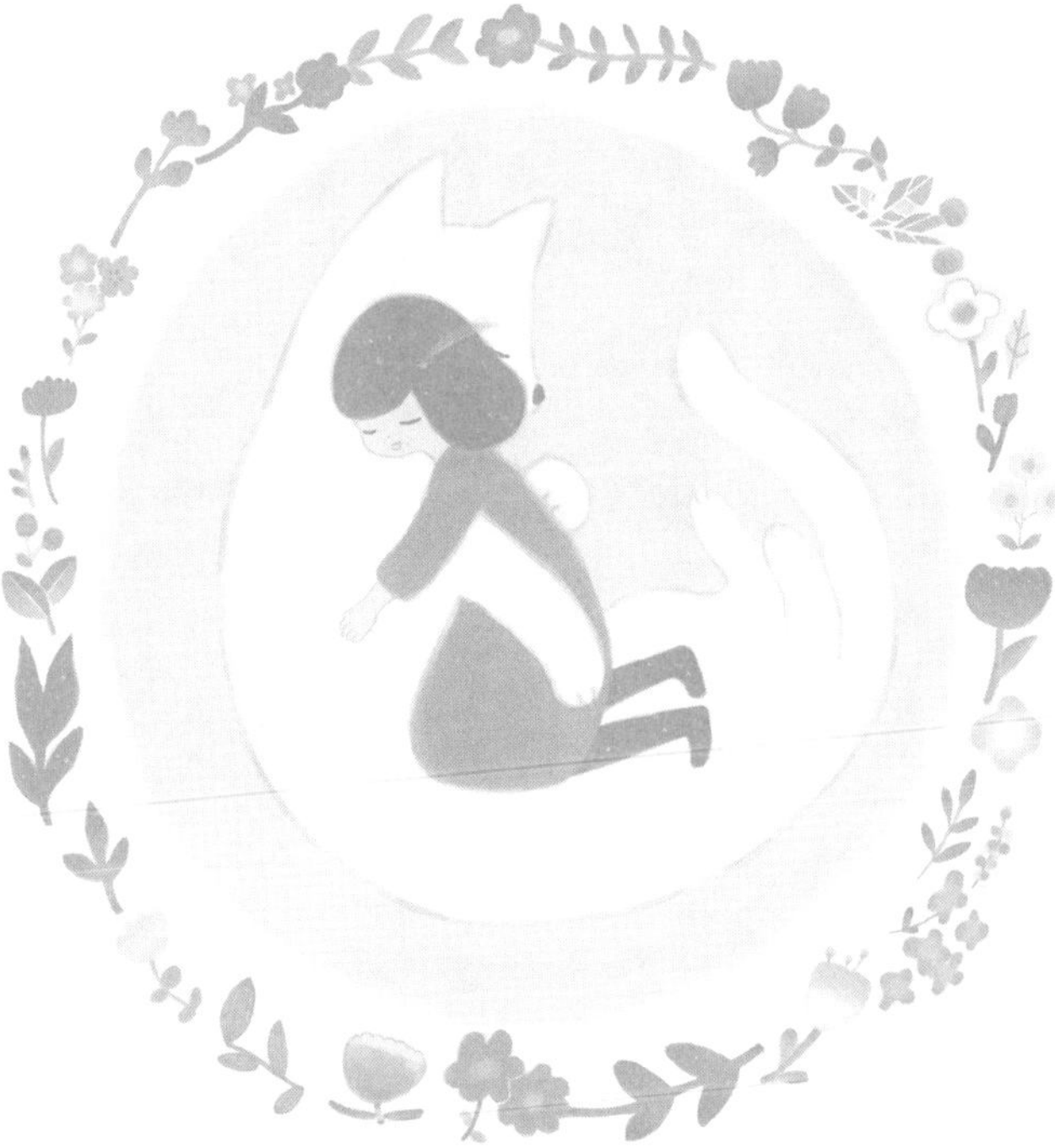

女性うつ専門外来医
工藤孝文

イラスト
こいけえみこ

WAVE出版

はじめに

今、私の病院の外来には、メンタル面や心身症の症状があるように見受けられる女性の患者さんが、急激に増えています。

とはいえ、みなさんそれぞれにはっきりとした病名が付くわけではありません。

具体的な症状としては「常にしんどい」「やる気が起きない」「不安でしかたない」「イライラする」といったことです。

その背景には、さまざまな原因が横たわっていると思います。

たとえば、ぼんやりとした先行きに対する不安とか、日々の生活や人間関係からくるストレス。原因は、人それぞれ異なることでしょう。

でも、そこに共通しているのは「我慢しすぎている」という点です。

我慢しているという自覚が、もしあなた自身にまったくなかったとしても、心身が悲鳴を上げ、その結果、心や体に症状が出ている。
痛みはなくても、なんとなく心身の不調を感じているわけです。

長く続く閉塞感から、不安に押しつぶされそうになっている人は多いでしょう。

それでも、「私だけじゃない。みんな同じような状況で踏ん張っている。弱音なんて、吐いていられない」というように、責任感が強い人ほど、モヤモヤを振り払うように無理をしてしまいます。

ここで、あなたの毎日を少し振り返ってみてください。

たとえば、なんとなくしんどい、調子が悪いと感じているとき、自分の思考や行動がいつも同じところをループしていませんか？　そんなとき、いつもと何かを変えてみたり、違うことを試してみたりしたことがあるでしょうか。

人と会って直接触れ合う機会が減っているなかで、「自分自身のこと」について考える時間を持つことは、とても重要です。

私なんてだめだ、不安でしかたない、イライラする……、こうした心の状態が続けば、当然、体の調子にも影響が出ます。

大切なのは、今の自分の状態に「気づく」こと。

そして、自分の思考や行動の悪い習慣を、よい習慣に変えること。

その助けになればと、本書を執筆することにしました。

ここには、自分のことを考えたり、振り返ったりするために必要な、誰にでも取り入れやすい、シンプルで簡単な100の行動を挙げて解説しています。

習慣というのは、積み重ねていくことで大きな力を発揮してくれます。

「習慣が変われば人格が変わる。人格が変われば運命が変わる」

アメリカの心理学者、ウィリアム・ジェームズはそんな言葉を遺してくれています。

今の自分の状態に気づき、習慣を変えることで、どんな状況でも「凹まない」自分をつくってください。習慣を大事にすることで、人生を好転させることもできるのです。

どこからでも読みやすいように、1項目1見開きでまとめています。こいけえみこさんのファンタジックでかわいらしいイラストに癒されながら、好きなところから読んでみてください。

本書によく出てくる語句解説

◎自律神経（交感神経・副交感神経）

自律神経とは、神経のひとつ。内臓の働きや体温などの機能をコントロールするため、本人の気持ちとは無関係に、24時間働き続けています。昼間や、活動しているときに活発になる「交感神経」と、夜間やリラックスしているときに活発になる「副交感神経」の2つから成ります。「交感神経」が優位になると、血圧が上がったりして、心身が興奮状態になります。「副交感神経」が強く働くと、血圧が下がったり、心拍数が減ったりして、心身が休んでいる状態になります。交感神経と副交感神経が、バランスよく働いてくれているおかげで、健康は保たれています。

◎免疫

免疫とは、外から侵入した細菌やウイルスなどを、いつも監視したり、撃退したりする自己防衛システムのこと。免疫のシステムは、とても精巧にできています。このシステムがなくなったとしたら、すぐになんらかの病気にかかってしまうことでしょう。

免疫力（免疫の力）が下がると、細菌やウイルスによる感染症などにかかりやすくなります。また肌荒れやアレルギー症状、下痢、疲労などが生じやすくなります。

◎セロトニン

心のバランスを整える作用があるホルモン。「幸せホルモン」とも呼ばれます。「セロトニン」がきちんと分泌されていると、ほかの神経伝達物質の暴走を抑え、平常心を保ち続けることができます。

また「睡眠ホルモン」と呼ばれる「メラトニン」の原料としても使われており、良質の睡眠には欠かせない存在です。「セロトニン」が不足するとイライラしたり、気分がふさぎこんだりしやすくなります。

◎ドーパミン

うれしいことやいいことがあると、分泌されるホルモン。「やる気ホルモン」とも呼ばれます。「ドーパミン」が分泌されると、意欲がわいてきて、よりうれしいこと、いいことをしたくなります。依存性があるため「脳内麻薬」といわれることもあります。

◎オキシトシン

「セロトニン」と同じく、心を落ち着かせるホルモン。「癒しホルモン」とも呼ばれます。スキンシップなど、人と人との親密なコミュニケーションのときに分泌されます。親しい人からタッチされてオキシトシンが分泌されると、あたたかく幸せな気持ちになります。

◎コルチゾール

心身がストレスを受けると、急激に分泌量が増えるホルモン。「ストレスホルモン」とも呼ばれます。長い間ストレスにさらされることで、脳の「海馬」を萎縮させることがわかっています。ストレスは、体にも影響します。たとえばプレゼンなど、緊張する場面に立つと、コルチゾールの値は10〜20分の間に2〜3倍にまで上昇します。

目次

3章 「私なんてだめだ」を整える習慣

5章 「気持ちが沈む」を整える習慣

6章 「不安でしかたない」を整える習慣

7章 「イライラする」を整える習慣

デザイン／駒井和彬（こまゐ図考室）
編集協力／山守麻衣
校　　正／株式会社ぷれす

HEKOMANAI
1 - 19
100

1章

「常にしんどい」を整える習慣

HEKOMANAI

1

100

休日も平日と同じ時間帯に起きる

「疲れがたまっているからだらだら寝ていたい」「来週は仕事で忙しいから今のうちに寝だめしないと」……。休日はそんなふうにいつまでも寝ていたくなりますね。私にもその気持ちはよくわかります。でも、寝だめをするとかえって疲れがたまってしまうことがあるのです。なぜかと言うと、私たちの体が備える「時計遺伝子」と呼ばれる「体内時計」のリズムがズレてしまうから。元気を取り戻すつもりでやっていることでも、逆効果になってしまうのです。そのズレを調整してくれるのが日光。毎朝しっかり日光を浴びることで体内時計のリズムが整い、一日を健やかに過ごすことができます。ズレたままで過ごす時期が続いてしまうと、睡眠障害や肥満、うつ病などのリスクが。

休日は誰だってつい、だらだらごろごろしていたくなるものです。でも、疲れがとれないばかりか気分もリセットされないということにならないように、平日と同じ時間帯に起きて朝日を浴びることを習慣にする意識を持ってみてください。そうすると、気持ちも明るく前向きになってきます。

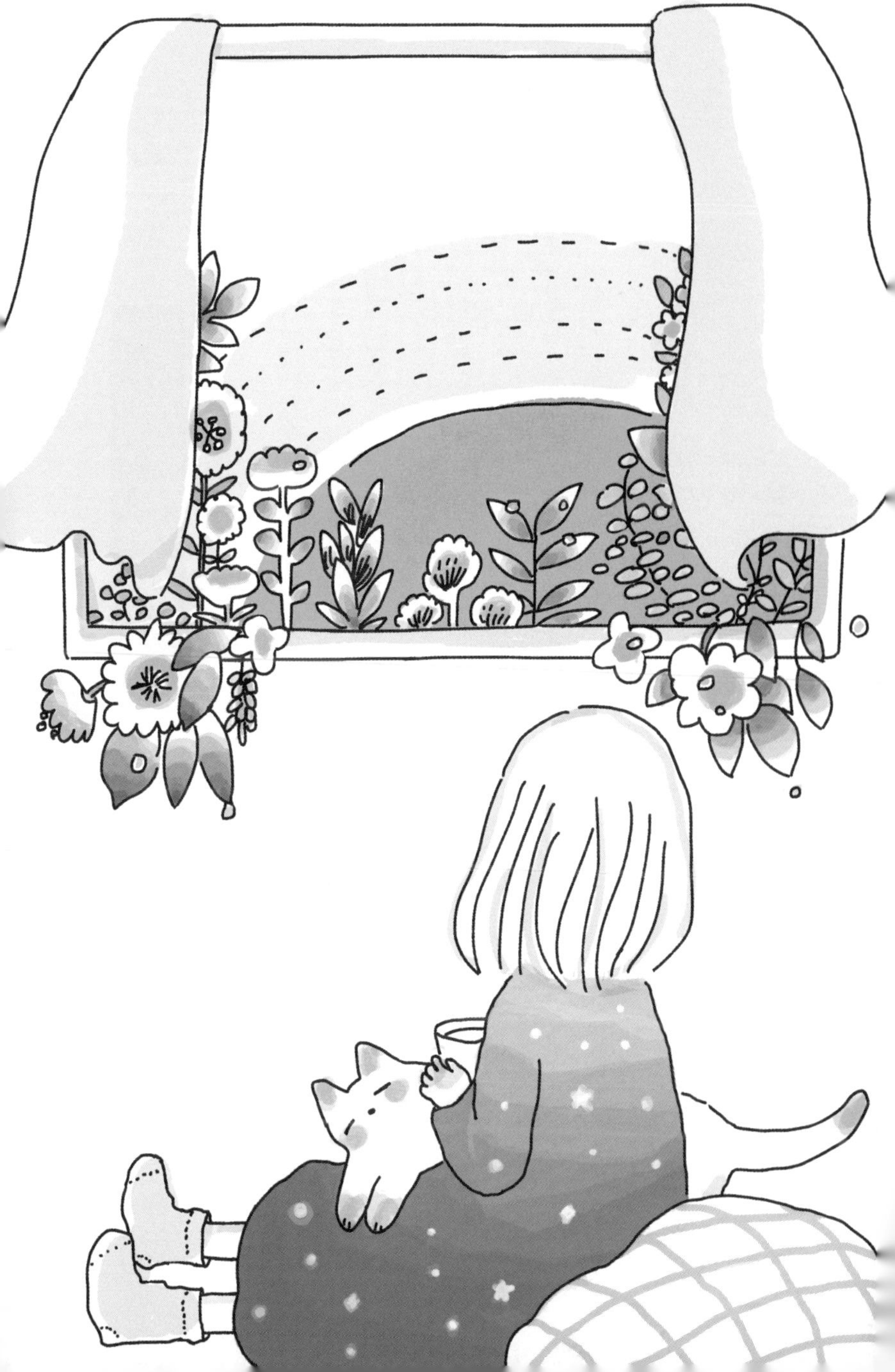

HEKOMANAI

2

100

朝、一杯の牛乳を飲む

小さい頃は給食などで毎日飲む機会があった牛乳。今はラテに入っている牛乳くらいしか口にする機会がないという人も多いかもしれません。じつは牛乳には、寝つきをよくして、睡眠の質を高める効果があるって知っていましたか？　牛乳には、トリプトファンというアミノ酸の一種が含まれていて、トリプトファンは体内に入ってから15時間で、睡眠ホルモンであるメラトニンに変化、良質の睡眠へと導いてくれる効果があります。そのため、夜にホットミルクを飲むよりも、朝に飲んだほうが効果的なのです。

牛乳のほかにも、大豆食品、卵、ナッツやバナナにトリプトファンが多く含まれています。これらを朝に食べておくことで、夜までにメラトニンが作られ、よい睡眠へと導いてくれます。

私のおすすめの朝食は、玄米ごはんの卵かけ＋納豆、食後に牛乳。これで質のいい睡眠を取ることができます。

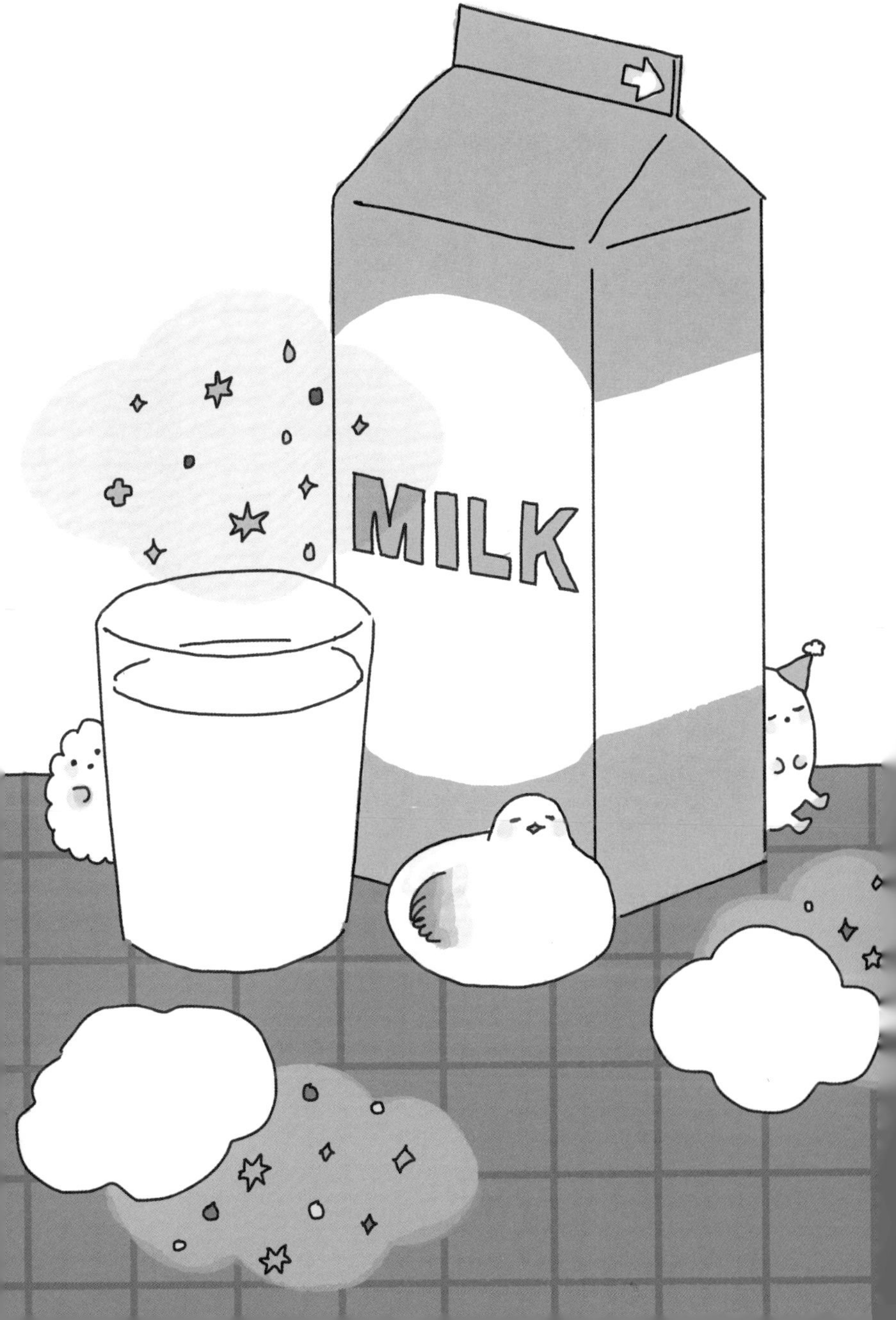
MILK

HEKOMANAI

3

100

朝食をトーストだけにしない

「朝食はパン派」という人も多いのではと思います。忙しい朝でも手軽に食べられるパンは、とても便利な食べ物。でも、甘い菓子パンや、ふわふわのやわらかいパン、白い食パンは要注意です。最近、健康維持のために「GI値」（グリセミック・インデックス）という言葉が注目されています。これは、食後の血糖値がどれだけ上昇するかを示した指数で、数値が高ければ高いほど、食後に血糖値が上がりやすいといわれています。血糖値は上がりすぎても下がりすぎても体には大きな負担となり、疲れを倍増させたり、情緒不安定やうつ状態、肥満などの原因になったりします。血糖値は食後に上がるものではありますが、その波をなるべくなだらかにすることが健康には欠かせません。

そこで目安となるのが、GI値です。GI値の低い食べ物を選べば、血糖値が急激に上がることを抑えてくれます。全粒粉パンやライ麦パンなどは、パンの中でもGI値が低めです。そこに果物や卵を添えて、栄養バランスのよい朝食にしてみましょう。

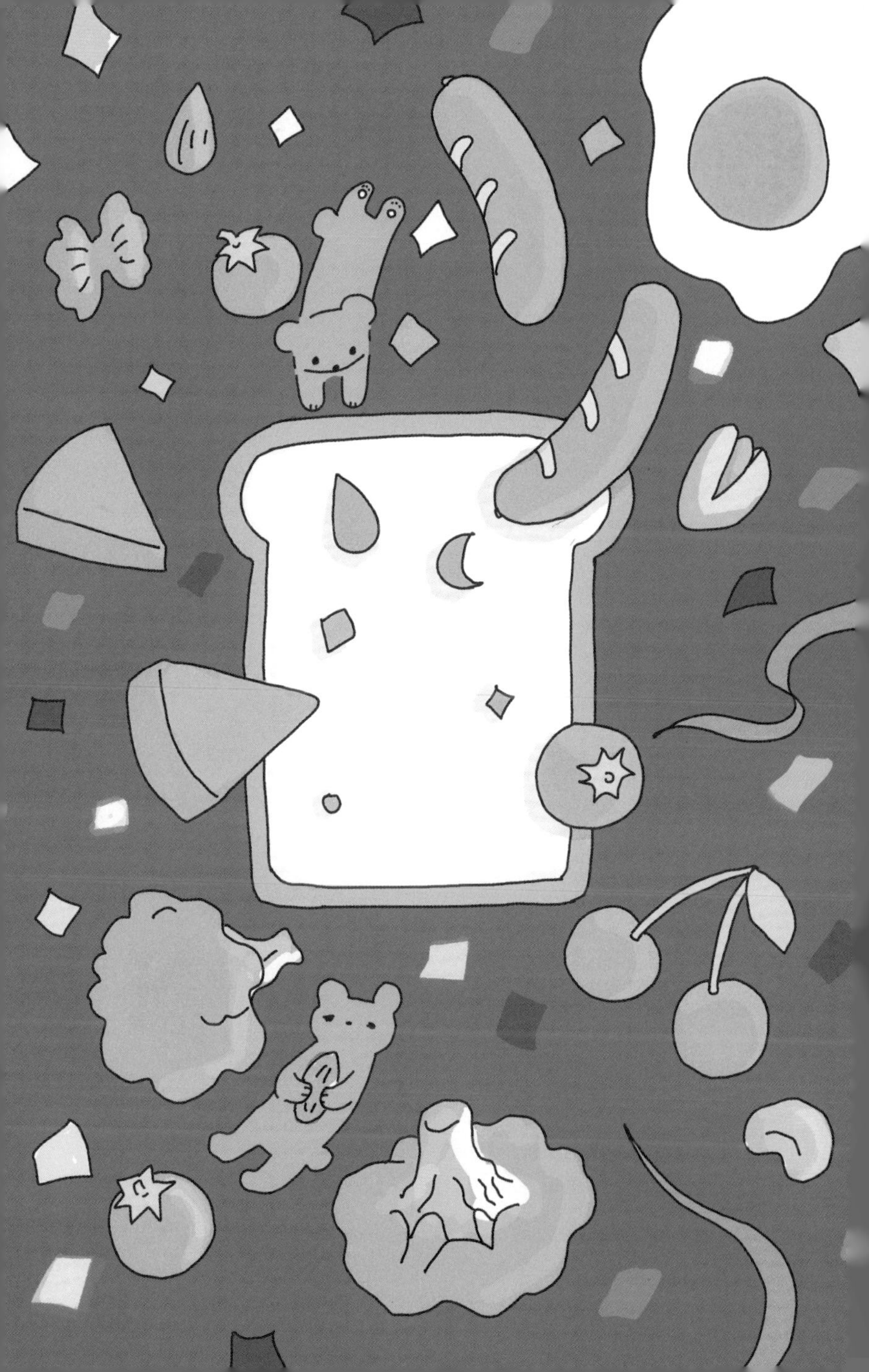

HEKOMANAI

4

100

とにかく体を動かす

仕事で嫌なことがあったとき、恋人とうまくいかないとき……、この世の中には、ストレスなしでは生きていけないほど、ストレスのたまることがたくさんあります。あなたの普段のストレス発散法はどのようなものでしょうか。忙しい毎日を送っていると、「スマホを眺めて、お酒を飲んで、とりあえず寝る」ことくらいしかできない、という人もいるのではないでしょうか。

ストレスがたまると、私たちの心と体は常に緊張した状態になっています。ストレスによってカチコチに固まった心と体は、ほぐしてゆるめてあげることが大切です。そのためには、体を休ませるよりも、体を動かすこと。軽いストレッチやヨガ、またはお部屋を掃除するなど、とにかく体を動かしてみましょう。へとへとに疲れるほどでなくて構いません。一生懸命やろうとせず、リラックスすることを意識してください。そうすることで、固まった心と体も次第にほぐれていくでしょう。

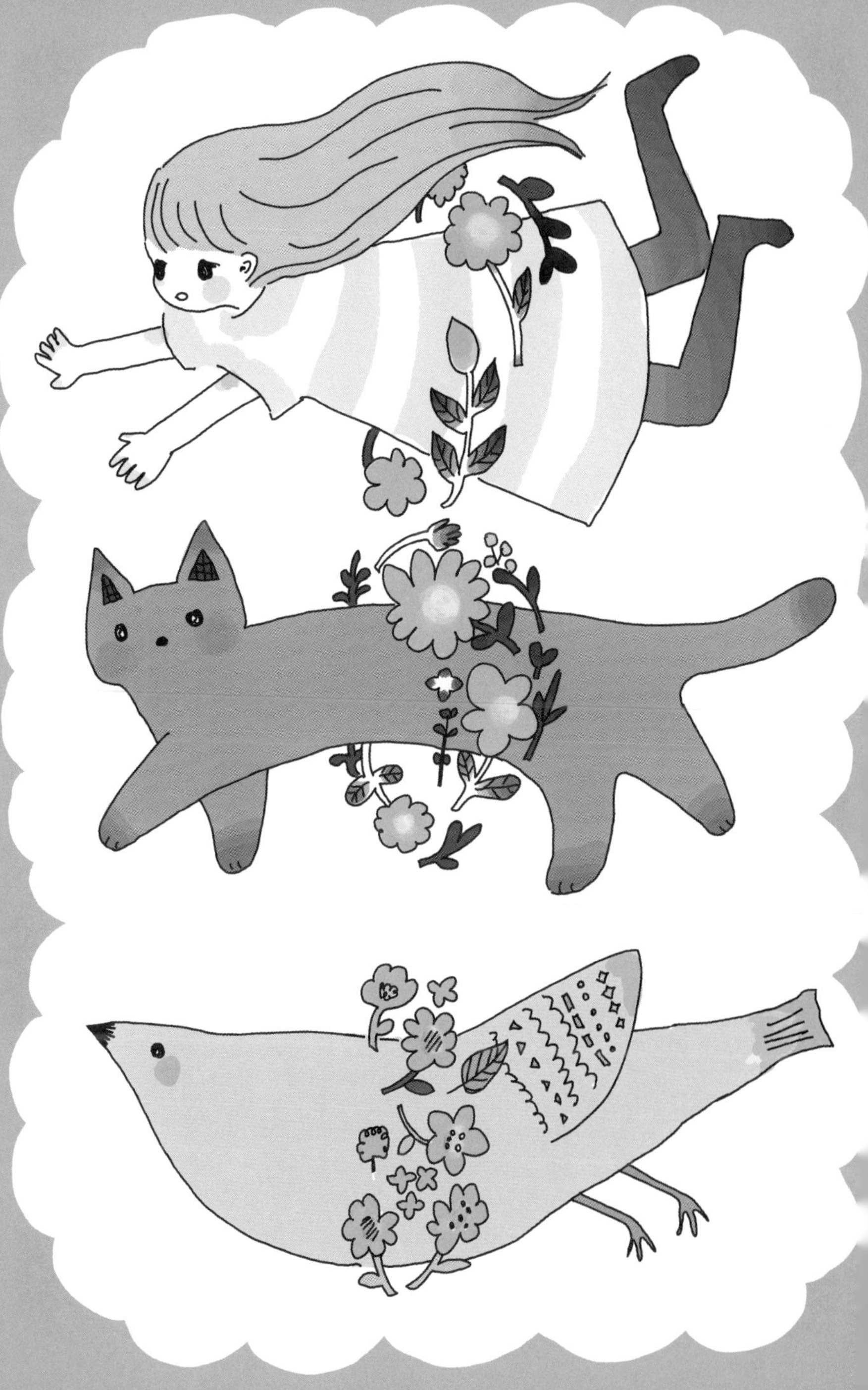

HEKOMANAI

5

100

朝、軽い運動をする

朝は一分一秒でも長く眠っていたい。常に体がしんどくて、目覚まし時計のアラームが鳴ってもなかなか起き上がれない……そんな毎朝ではないでしょうか。病院へ行くほどでもないけれど、心も体もなんだか憂うつだな、と思うときは、食べるものに気をつけたり、休息を取ったりするよりもまず「体内時計のリズムを整える」ことが大切です。

1（22頁）でも触れたように、体内時計のリズムを整える一番の方法は、朝の陽の光を浴びること。朝日をしっかり浴びることで、体内時計の活動を始めるスイッチがオンになります。

また、朝の軽い運動を習慣にすると、幸せホルモンであるセロトニンが増加して、ネガティブな気持ちもやわらぎますし、夜はぐっすり眠ることができます。できれば寝室は遮光カーテンを使わずに、起きたらカーテンを開けて全身に光を浴びましょう。そしてストレッチやヨガ、朝の散歩ができたら最高です。その日はとてもいい一日になると思います。

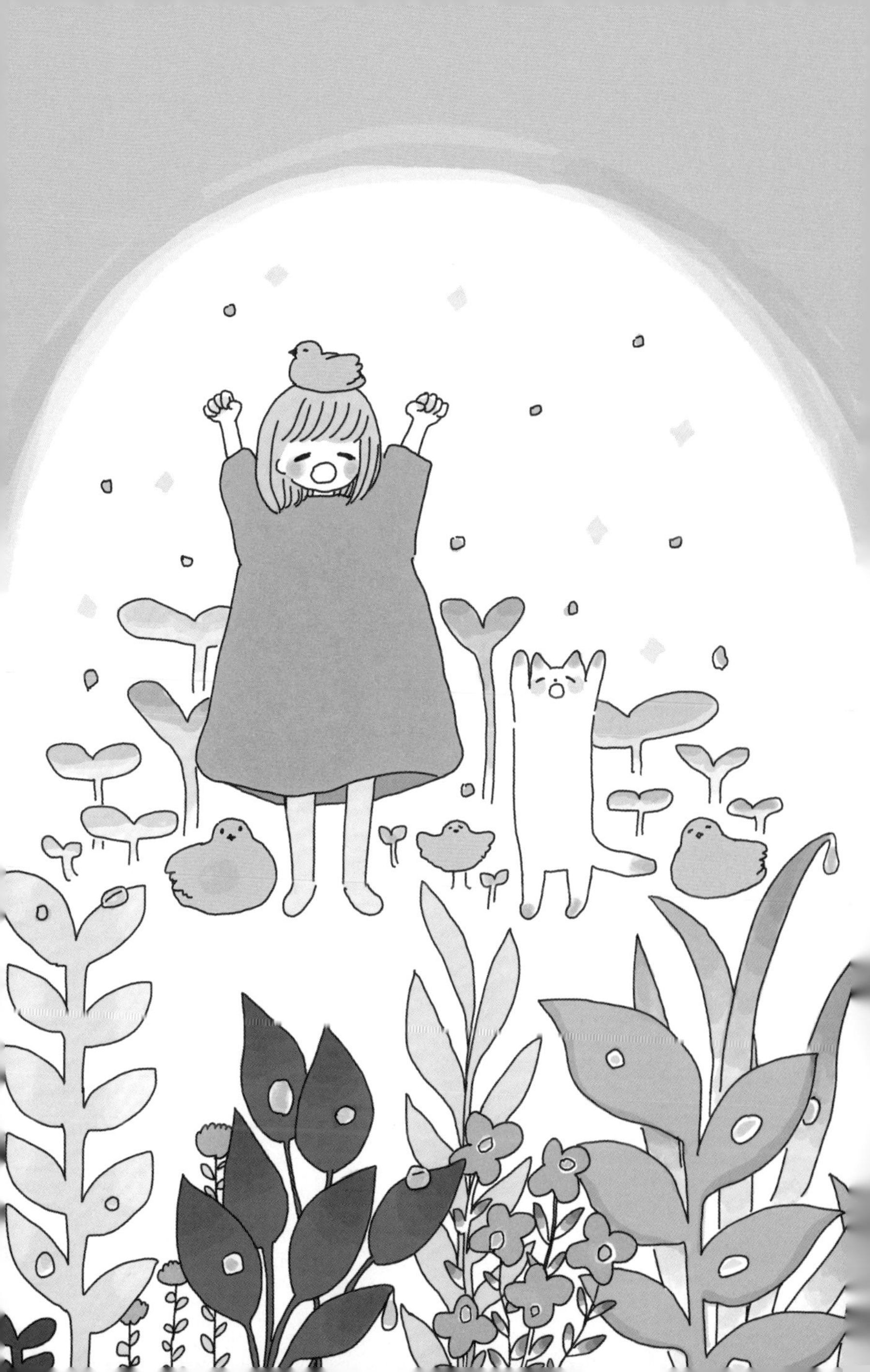

HEKOMANAI

6

100

清涼飲料水を避ける

コンビニエンスストアやスーパーに行くと、多種多様なペットボトル飲料が販売されています。限定品などもあり、目移りしてあれもこれもと飲んでみたくなってしまいますね。茶葉から淹れたお茶や牛乳、お酒以外の飲み物、いわゆるジュースや炭酸飲料などは清涼飲料水と呼ばれています。じつは清涼飲料水を一日にペットボトル2本以上飲んでいる人は、そうでない人に比べてうつ病になるリスクが30％も高くなるという報告があります。その理由は、中に含まれている糖分です。特に、ダイエット効果をうたっているようなものや、カロリーゼロと表示しているようなものに、その傾向が高いといわれています。

最近では、ミネラルウォーターでもフレーバー付きのものが登場していますが、あれも水ではなく清涼飲料水。日頃、何気なく口にしている清涼飲料水やダイエット飲料が原因で、うつ病を招いてしまうこともありえます。もし、毎日ペットボトル飲料を飲んでいるようであれば、糖分の含まれていないお茶やお水に切り替えてみましょう。

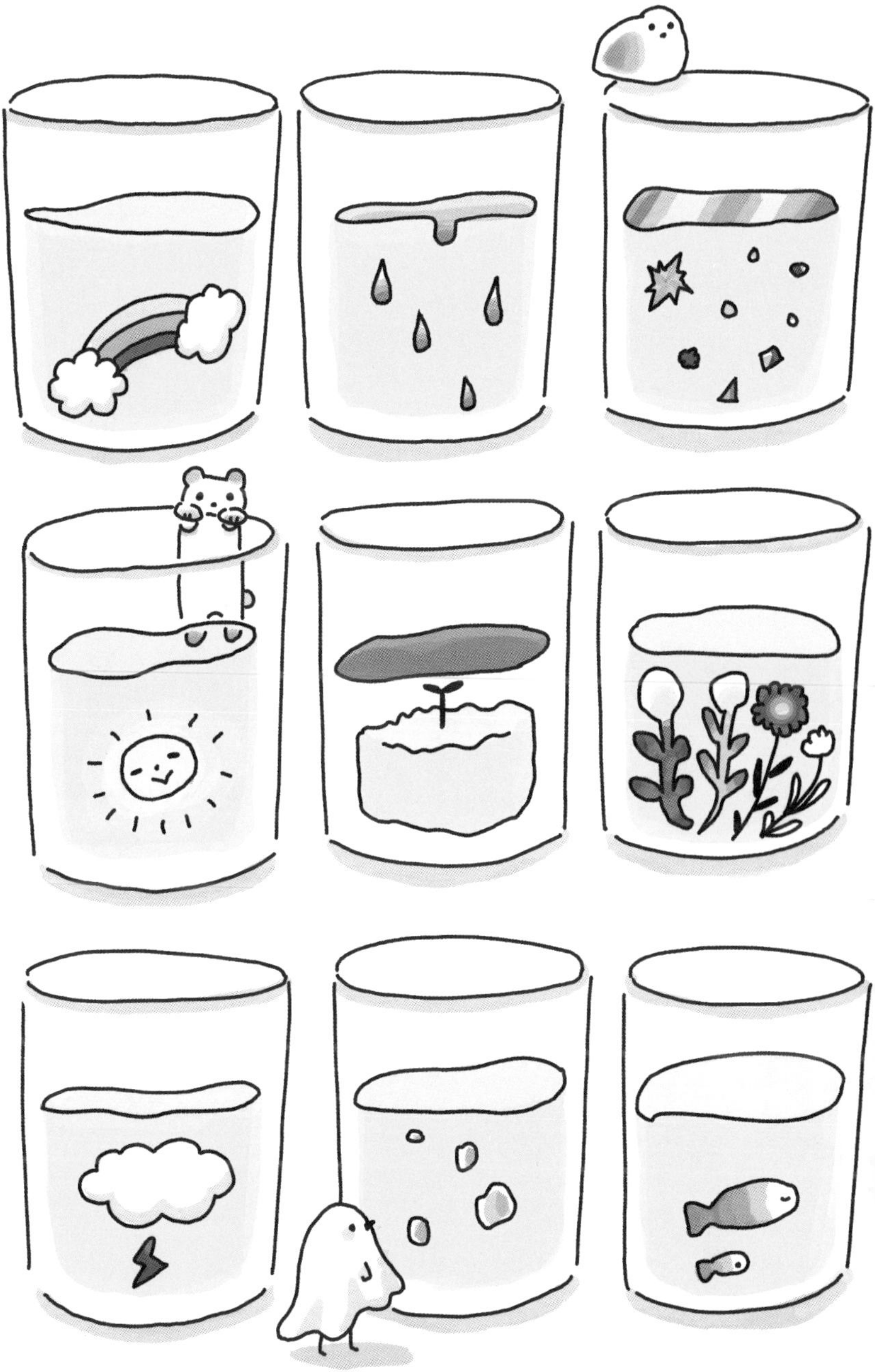

7

100

ついでのお菓子をやめる

「イライラすると甘いものを食べたくなる」「スイーツを食べると疲れが吹き飛ぶような気がする」「お腹が空いていないのに、何か口に入れないと落ち着かない」「炭水化物やスイーツを我慢できずにヤケ食いしてしまうときがある」……。こんなことに心当たりはあるでしょうか？　もしひとつでも当てはまるようなら、糖質中毒になっている可能性があります。糖質とは、スイーツなどの甘いものだけでなく、ごはんやパンといった炭水化物にも含まれていて、脳のエネルギー源のひとつです。

糖質は体に入ると、脳へと伝わって、やる気ホルモンのドーパミンという脳内麻薬を出します。これがスイーツを食べると幸せな気持ちになる理由です。でも反面、その欲求が増して、糖質を摂ることでしか幸せな気分を得られなくなります。そのため、気分の波が激しくなってうつ状態になりやすかったり、逆にイライラしやすくなったりすることも。まずは買い物のついでに、なんとなくお菓子を買ってしまう習慣を、改めてみましょう。

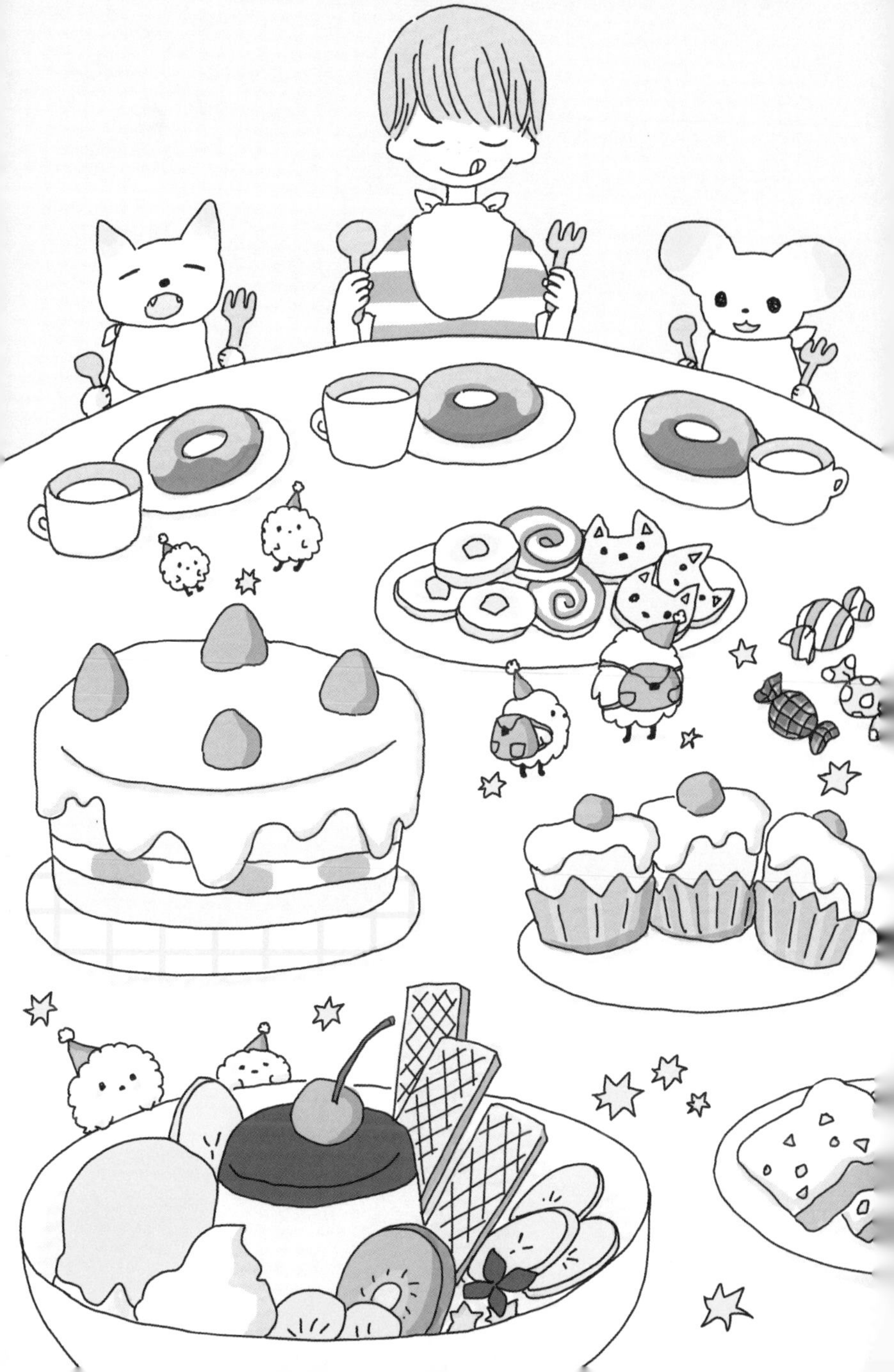

8

100

食事の回数を減らさない

みなさんは一日何回食事をしていますか？　ダイエットのため、忙しいからなど、さまざまな理由で一日1回や2回という人も多いのではないでしょうか。朝食を抜いて、お昼はサラダだけ……そんなストイックな生活は、だるさや疲れの原因になります。東洋医学では、規則正しい食生活を送ることで、体のリズムが整い、病気を予防できるといわれています。食事の回数が少なくて、体の中のエネルギーが不足すると、代わりのエネルギー源となるケトン体が作られるようになります。ケトン体は、エネルギー源としてとても優秀ですが、適量をこえるとだるさや疲労感、頭痛を引き起こすことがわかっています。ケトン体は極端な糖質制限でも作られます。長い空腹、極端な糖質制限は、疲れやすさの原因に。一日三食を規則正しく、またバランスよく摂ることが大切です。

おやつタイムのおすすめは、もっとも太りにくい時間の15時頃。体が求める栄養をしっかり摂って、疲れにくい体を手に入れましょう。

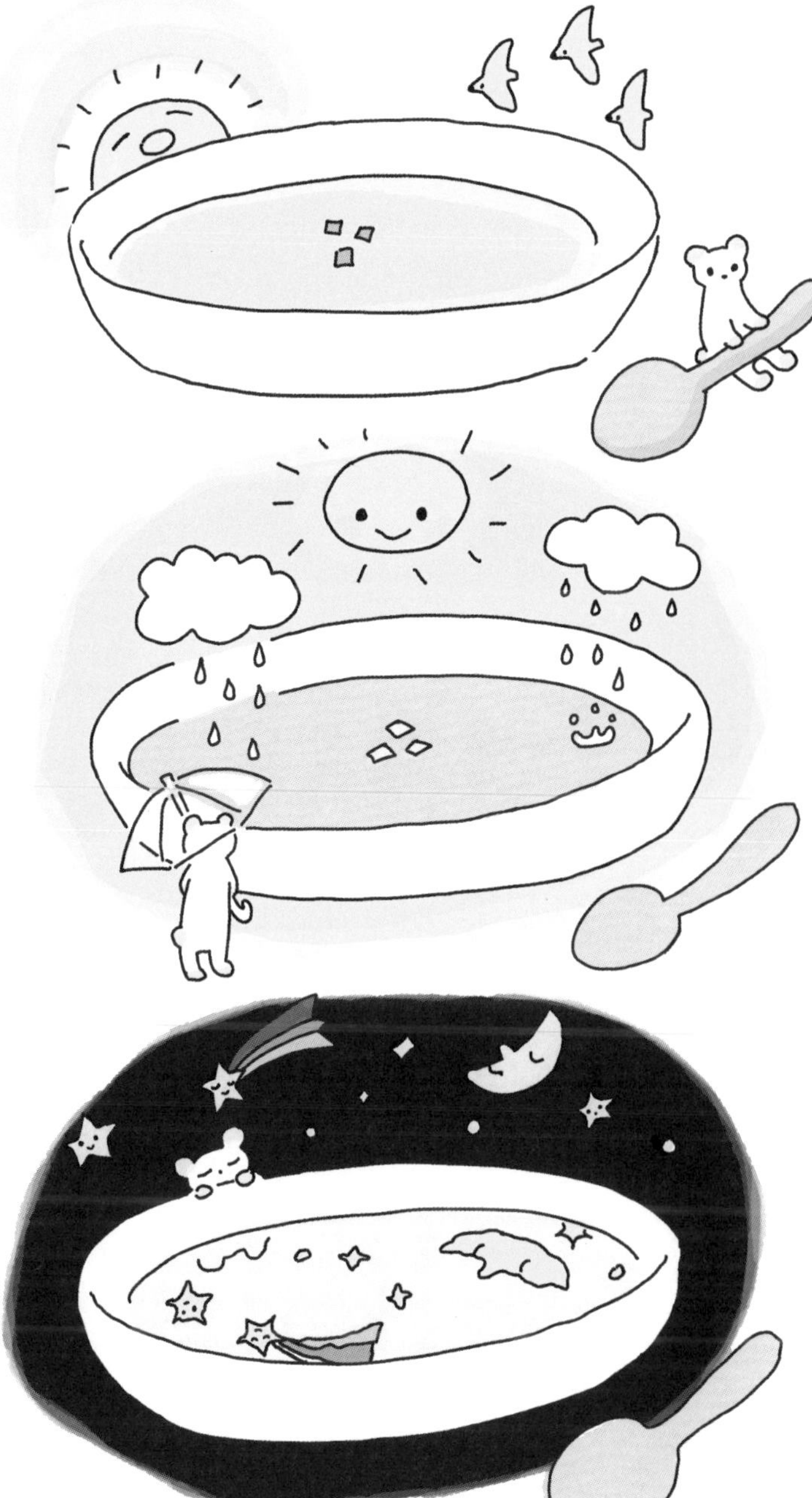

9

100

腸内環境を改善する

心の問題には、脳が関係していることはみなさんもうご存知だと思います。ですが、腸が関係しているというのはまだあまり知られていないのではないでしょうか。実は腸は「第二の脳」といわれていて、心の問題にとても大きく影響しているのです。緊張やストレスでお腹が痛くなる、悲しいことがあると食欲がなくなる……。このように脳がストレスを感じると腸にも異変が起きることがあり、またその逆も同じで、腸の調子が悪いとそのストレスが脳に伝わって、脳に悪影響を及ぼすとされています。

特に、気持ちが沈みがちな人は、便秘や下痢を繰り返していることが多いともいわれています。これは、幸せホルモンであるセロトニンのほとんどが腸で作られているためです。なんだか憂うつだと感じたら、お腹の調子を確認してみてください。腸内環境を整えるためには、発酵食品や、海藻などに含まれる水溶性食物繊維、バナナなどに含まれるオリゴ糖を積極的に摂ってみましょう。お腹の調子とともに気分も安定してくるはずです。

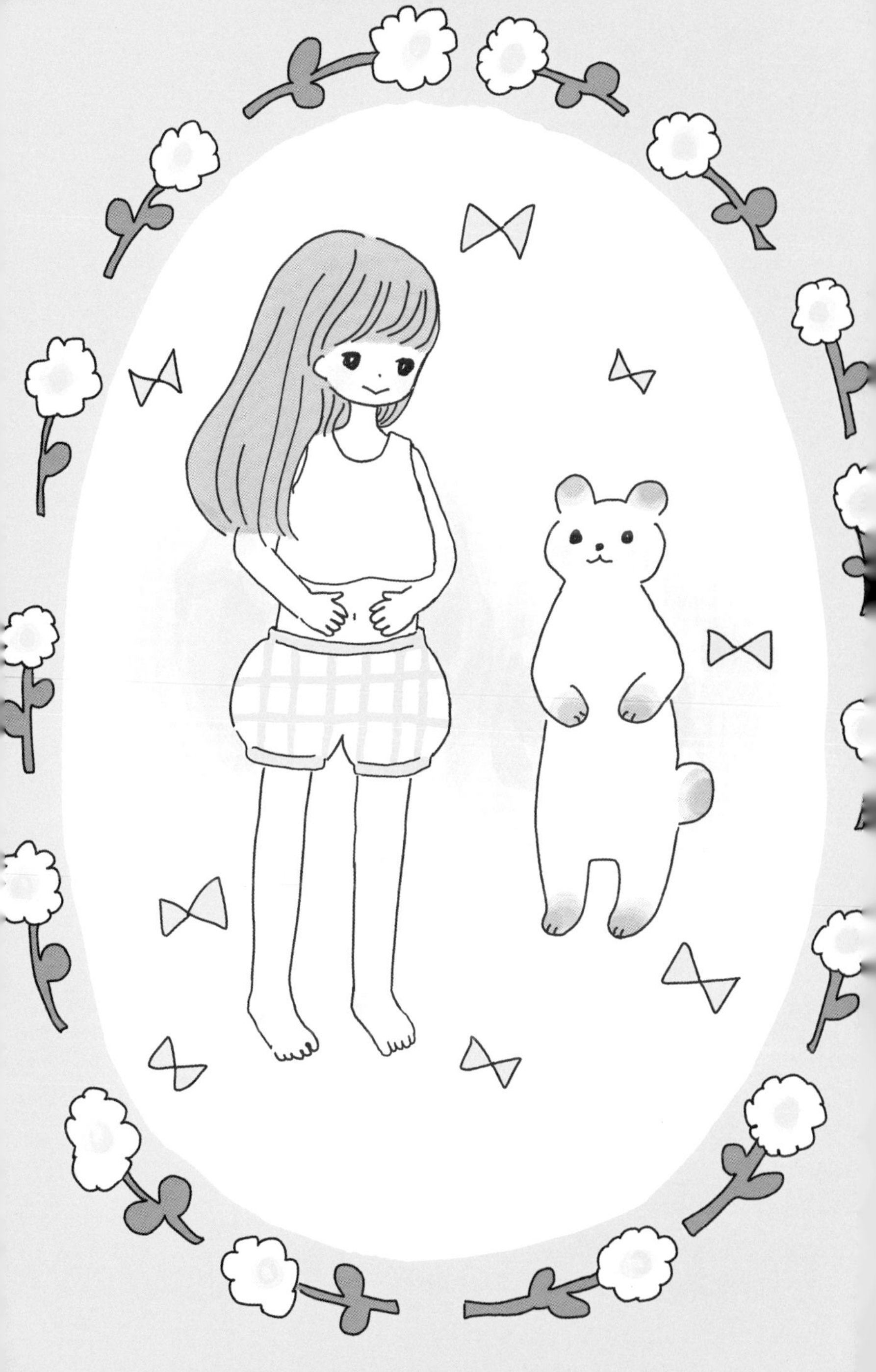

10

100

揚げ物を減らす

唐揚げにとんかつ、コロッケ、フライドポテト……。揚げ物はみなさんが大好きな食べ物ですよね。カロリーが高いとわかっていても、ついつい手が伸びてしまいます。でも、揚げ物を食べる頻度が高いと、うつ病になるリスクが高まるという研究が発表されました。これは、揚げ物の油に含まれるオメガ6脂肪酸の摂取量と関係があります。魚などに含まれるオメガ3脂肪酸が健康にいいことは、みなさんもご存知でしょう。ぜひ積極的に摂りたい成分のひとつです。油は体に必要なもので、特に感情の調節に重要な役割を担っているといわれています。ですが、このオメガ3脂肪酸とオメガ6脂肪酸のバランスが悪くなると、感情のバランスが崩れて、うつ病になりやすくなるというのです。

私たちの食生活は、意識しないでいるとオメガ6脂肪酸ばかりを摂ってしまいがちです。そうすると、感情のバランスも乱れやすくなります。揚げ物はなるべく控えて、その分、魚を増やすよう心がけてみましょう。

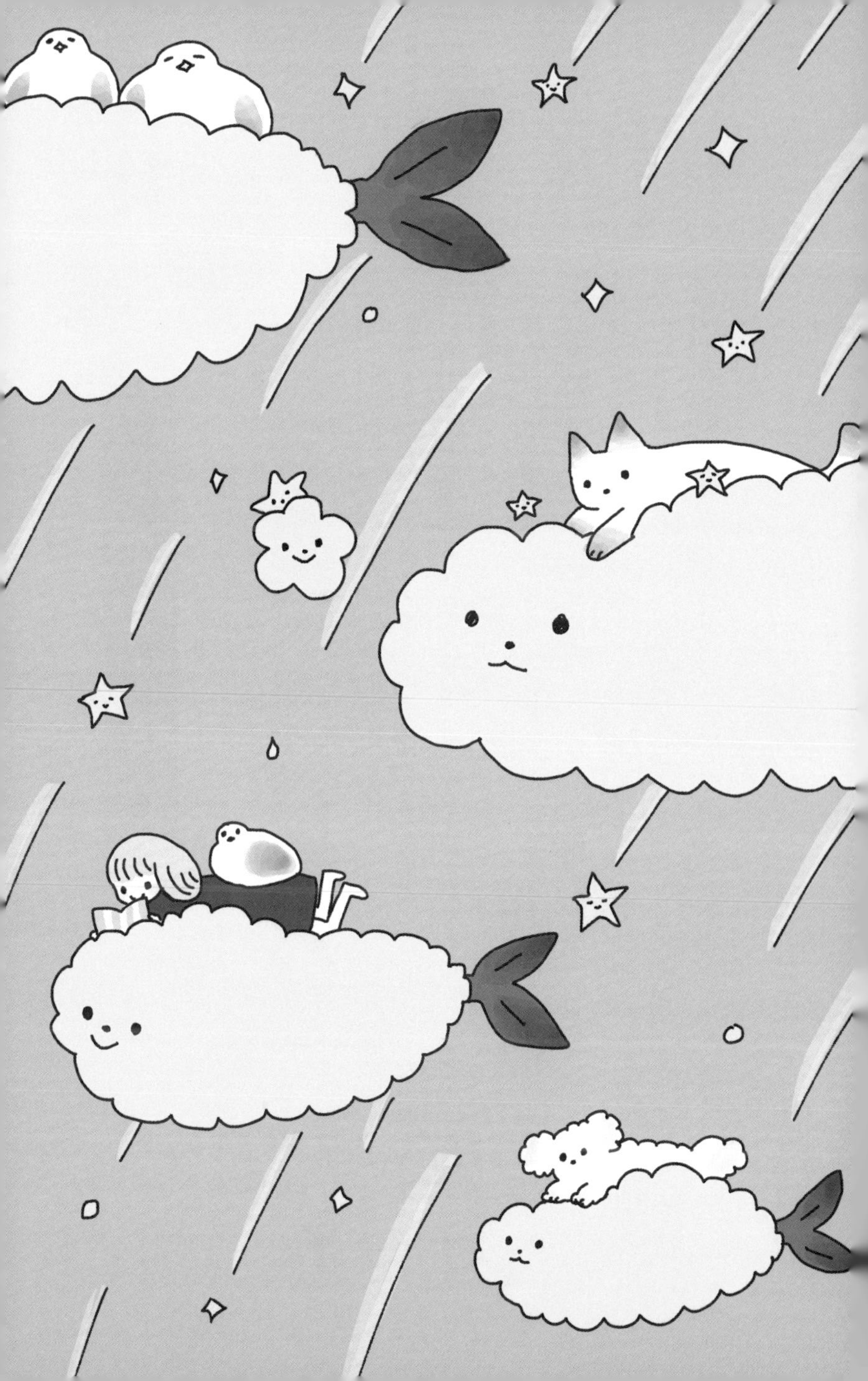

11

100

夕食にとり胸肉のおかずを

ダイエット食材としても優秀なとり胸肉。脂質が少ないのに、たんぱく質などの栄養が豊富です。ダイエットだけでなく、忙しい日々を送る女性の救世主でもあります。とり胸肉には、イミダペプチドという、疲労回復や、細胞の損傷などを抑える抗酸化作用のあるアミノ酸が豊富に含まれているのです。夕食にとり胸肉を100g使った一皿をプラスすれば、疲れも翌日に残しません。毎日食べていると徐々に疲れにくくなってくるので、ぜひ食習慣に取り入れてほしい食材です。

とはいえ、とり胸肉はパサパサになりやすく、料理法もイマイチよくわからないという人もいると思います。しっとり仕上げるには、火を通しすぎないことと、片栗粉を使うことがポイントです。全体に片栗粉をまぶして沸騰したお湯に入れ、火を止めて蓋をして20〜30分でサラダチキンの完成。日持ちするので、常備食としてもおすすめです。とり胸肉は脳の疲労の解消にも効果的ですから、ぜひ試してみてください。

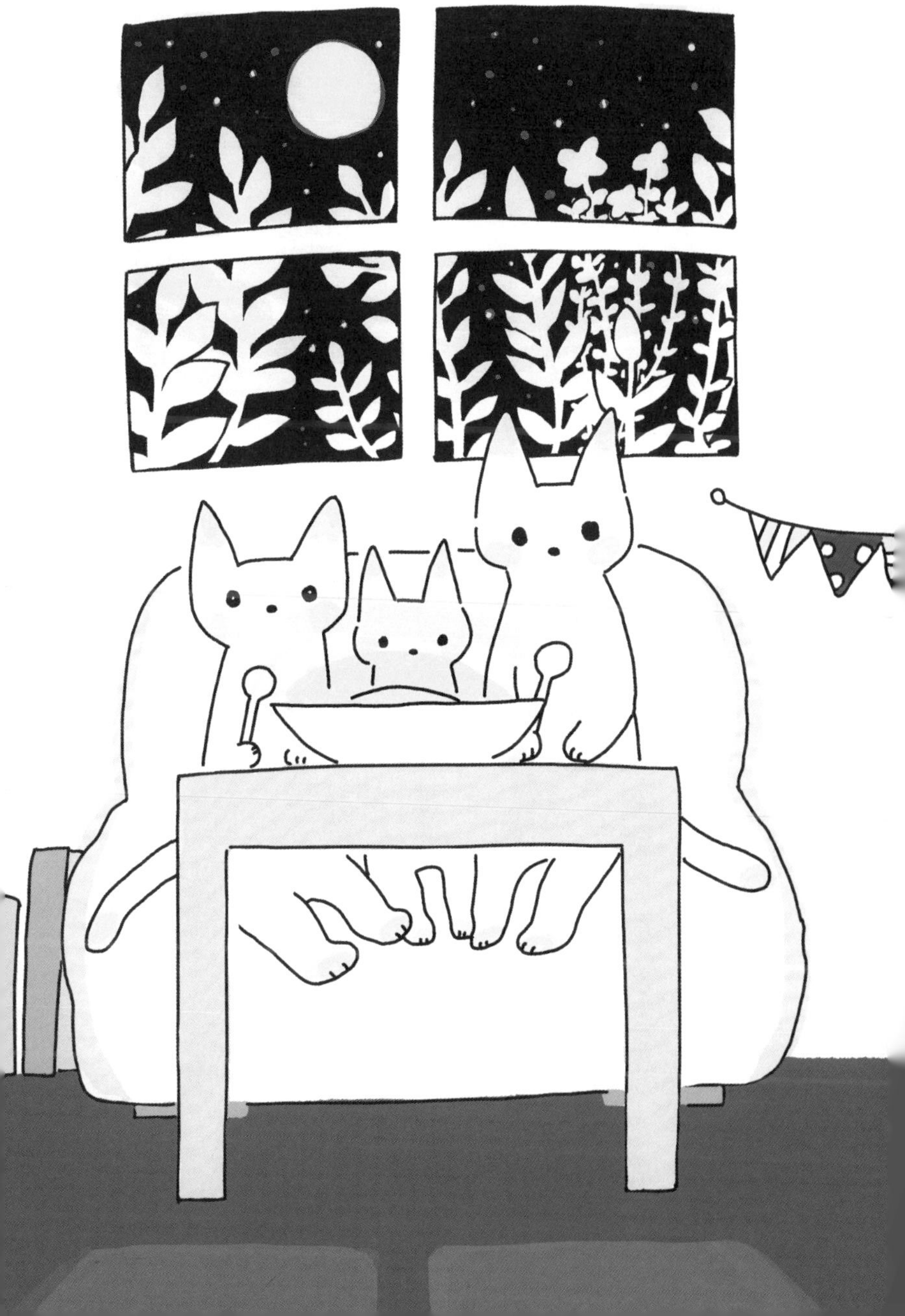

HEKOMANAI

12

100

好きな物事を書き出す

あなたはどんなことをしているときに楽しいと感じますか？　どんなことが好きですか？　仕事や家事で忙しく、心から楽しめることからしばらく離れていて、自分が何を好きだったのかわからなくなっているという人が多いのではないでしょうか。そんなときにやってみてほしいのが、「好きなことリスト」を作って順番に実行していくこと。お気に入りのドラマを観る、お菓子を作る、ゲームをする、アートに触れる……。あなたが大好きで没頭できるようなものを選びましょう。好きなことに没頭すると、脳内でやる気ホルモンのドーパミンが分泌されて、高揚感や活力がわいてきます。

悩みを抱えているときは、どうしてもそのことで頭がいっぱいになってしまいがちですが、好きなことをしているときは少しだけ、悩みから距離を置くことができるので、本来の自分を取り戻せるはずです。気軽にできることから始めていくと、脳内がプラスモードに切り替わって、元気になってきます。

13

100

30分くらいのちょいキツ運動をする

みなさんの中には、デスクワークの人も多いと思います。体を動かさず、頭だけを使っているときほど、疲れを感じやすいと思いませんか？ 仕事が終わると、体も動かしていないのにぐったり……。実際、人がもっともストレスを感じるのは、脳だけが疲れている状態のときだということがわかっています。逆に、体が疲れていても、脳が元気であればストレスとは無縁でいられるといいます。運動をすると、脳内で精神安定ホルモンであるセロトニンが分泌されるため、うつ病を予防、改善する効果があるのです。

私の一番のおすすめは、早歩き程度の30分間ちょいキツ運動です。「30分のちょいキツ運動が、一錠の抗うつ薬に匹敵する効果がある」ともいわれるほど効果的。頭だけ疲れたな、というときには、ぜひちょいキツ運動で心も体も軽くしてあげましょう。寝る前のナイトランなども、とても効果的なストレス解消法です。

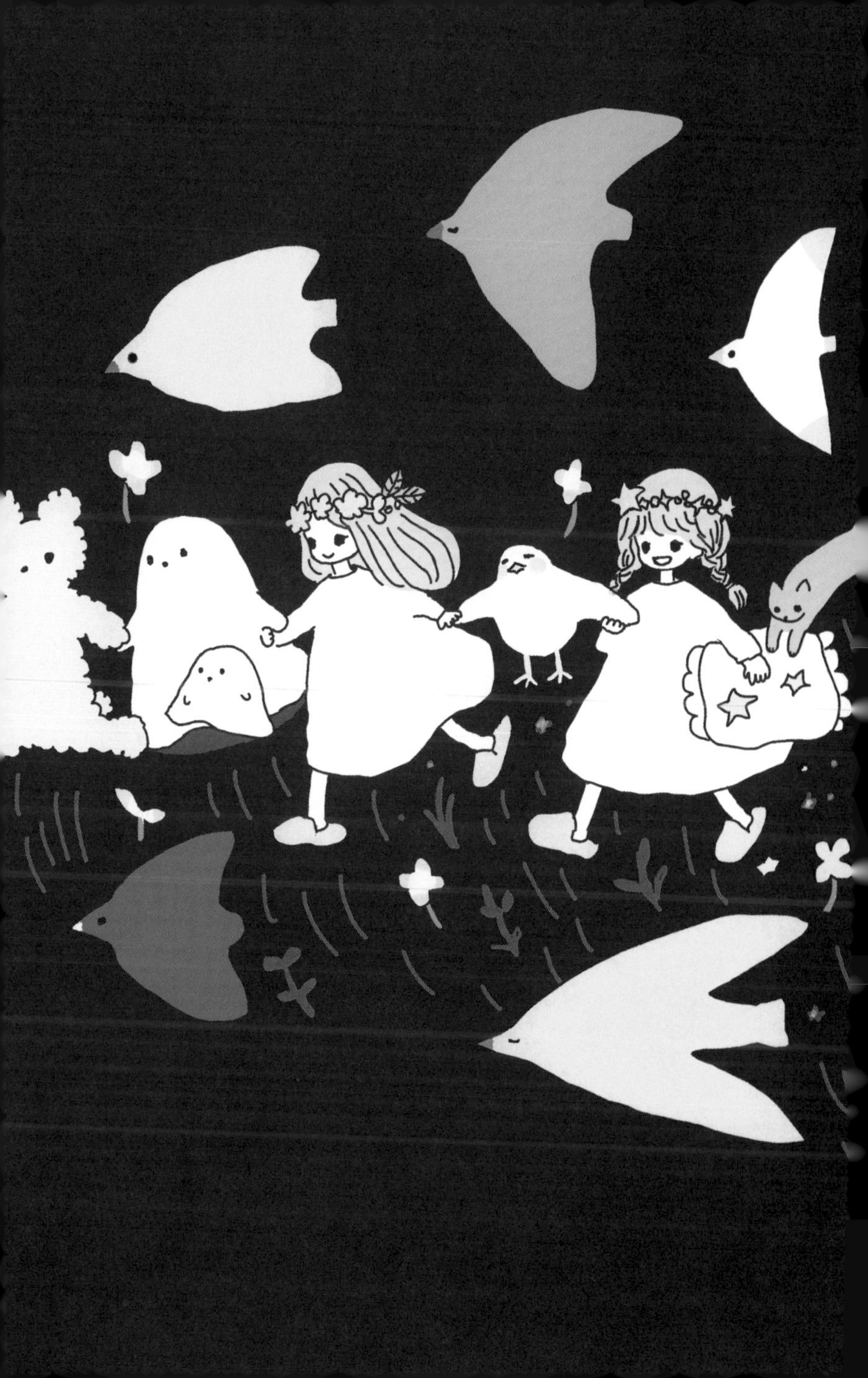

HEKOMANAI

14

100

夕食は眠る3時間前までに

しっかり寝たはずなのに疲れが取れない。そう思う人は、ぜひ夕食の時間を見直してみましょう。睡眠と食事は、一見なんの関係もないように思いがちですが、じつはとても重要な関係があります。私たちの体のしくみとして、食事をした後には胃や腸が忙しく働いて、食べたものを消化・吸収します。その状態で寝ようと思っても、脳や体は休まることがないため、睡眠状態に入っても浅い眠りにしかならないのです。

食べた後に眠くなるのは、胃腸を働かせるための体のしくみ。胃腸の働きが一段落するまでには約3時間かかるといわれているので、脳や体をしっかり休ませるのであれば、3時間前くらいまでには食事を終えるのがベストです。24時に寝るのであれば、21時くらいまでには食事を終えられるように調節しましょう。また、脂質の多い食事は、さらに消化に時間がかかるので控えめにするか、早い時間に食べるようにしましょう。夜が遅いときは間食をうまく使い、消化のよい軽めの食事を摂るようにするのがおすすめです。

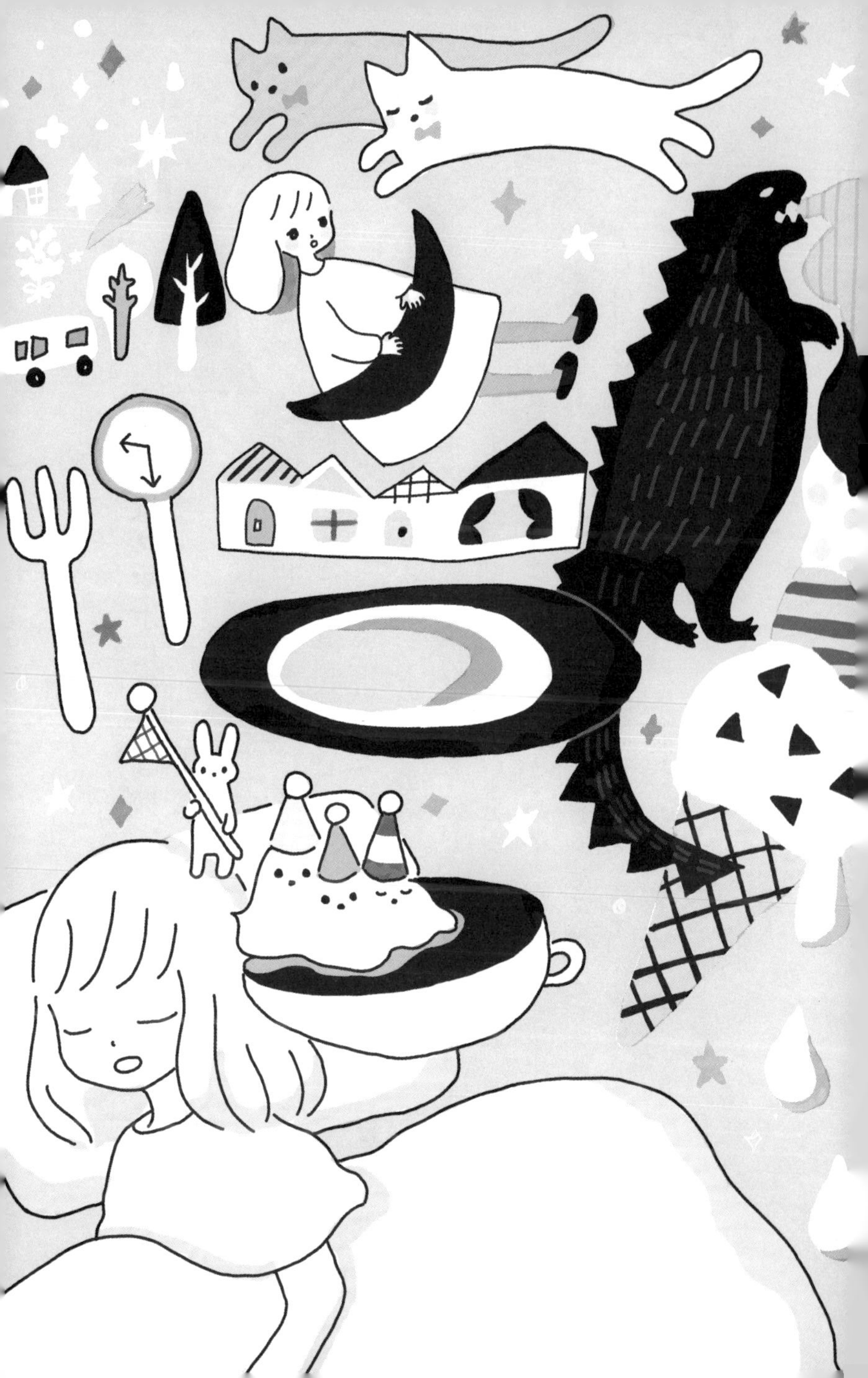

HEKOMANAI

15

100

眠る前はスマホに触らない

ベッドに入ってからも、眠気が訪れるまでスマホを見ている人が多いのではないでしょうか。スマホやパソコンなどの液晶画面からは、ブルーライトという光が出ています。ブルーライトは、とても明るくて強い光です。夜に浴びていると脳は昼間だと勘違いしてしまい、睡眠ホルモンであるメラトニンの分泌量が減ってしまうことがわかっています。日中は活動して、夜は眠るという体内時計のリズムが、夜にスマホを見続けることで狂ってしまうのです。また、眠る前にスマホを見ている人とそうでない人では、同じ睡眠時間でも、睡眠の質がまったく異なるといわれています。夢をよくみたり、途中で目が覚めてしまったり……。疲れも取れず、日中もだるいと感じることが増えてしまうのです。

睡眠の質を上げるためにも、眠る2時間くらい前までには、スマホやパソコンから離れましょう。眠る直前まで惰性で見つめるスマホから得られる情報なんて、次の日には覚えていないものです。

夜の時間は、刺激を避けてなるべくゆったり過ごすことが大切です。

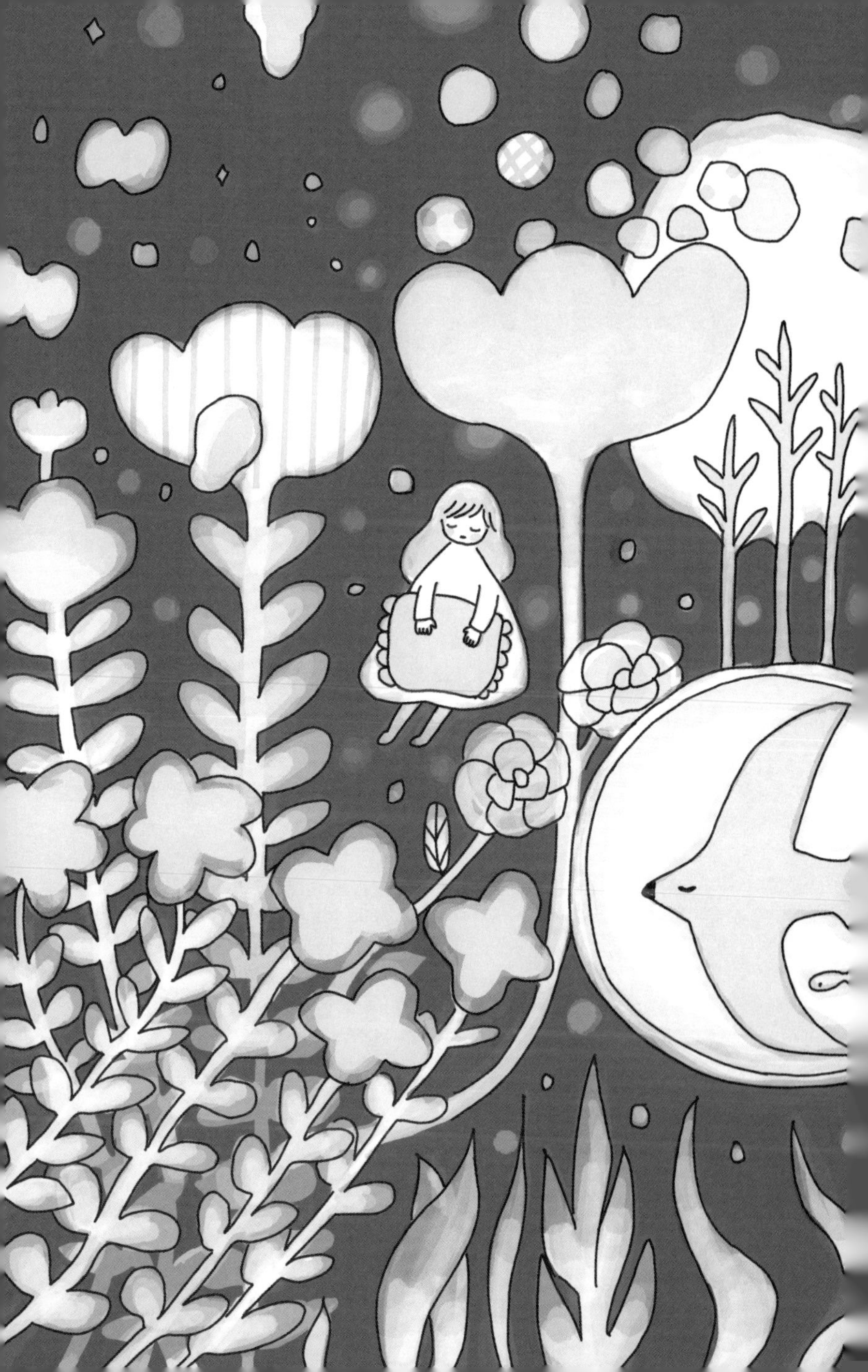

HEKOMANAI

16

100

眠る2時間前までに入浴しておく

忙しい毎日を送っていると、ついついシャワーだけで済ませたくなります。特に暑い夏はお風呂につかるのも億劫になりますね。でも、質のよい睡眠のためには、ぜひ毎日のお風呂を習慣にしましょう。人は眠ろうとするとき、体の深部の温度を徐々に下げて代謝を抑え、眠りに入る準備を始めます。眠くなると手足が熱くなるのは、体の熱を放出しているからです。このときの体温の下がり幅が大きいほど、脳の温度も下がって眠りに入りやすくなるので、お風呂にしっかりつかって体温を上げておくと、スムーズに眠りにつくことができます。夏場は眠る1～2時間前に、冬場は湯冷めしやすくなるので1時間前くらいが理想的です。お湯の温度は体温に近い38度くらいのぬるめで。熱すぎると交感神経が活発になるので、眠れなくなってしまう可能性があります。

入浴の時間は10分程度がベストです。お風呂にスマホやタブレットを持ち込んで長風呂を楽しむ人もいますが、体温が上がりすぎてしまうのであまりおすすめしません。

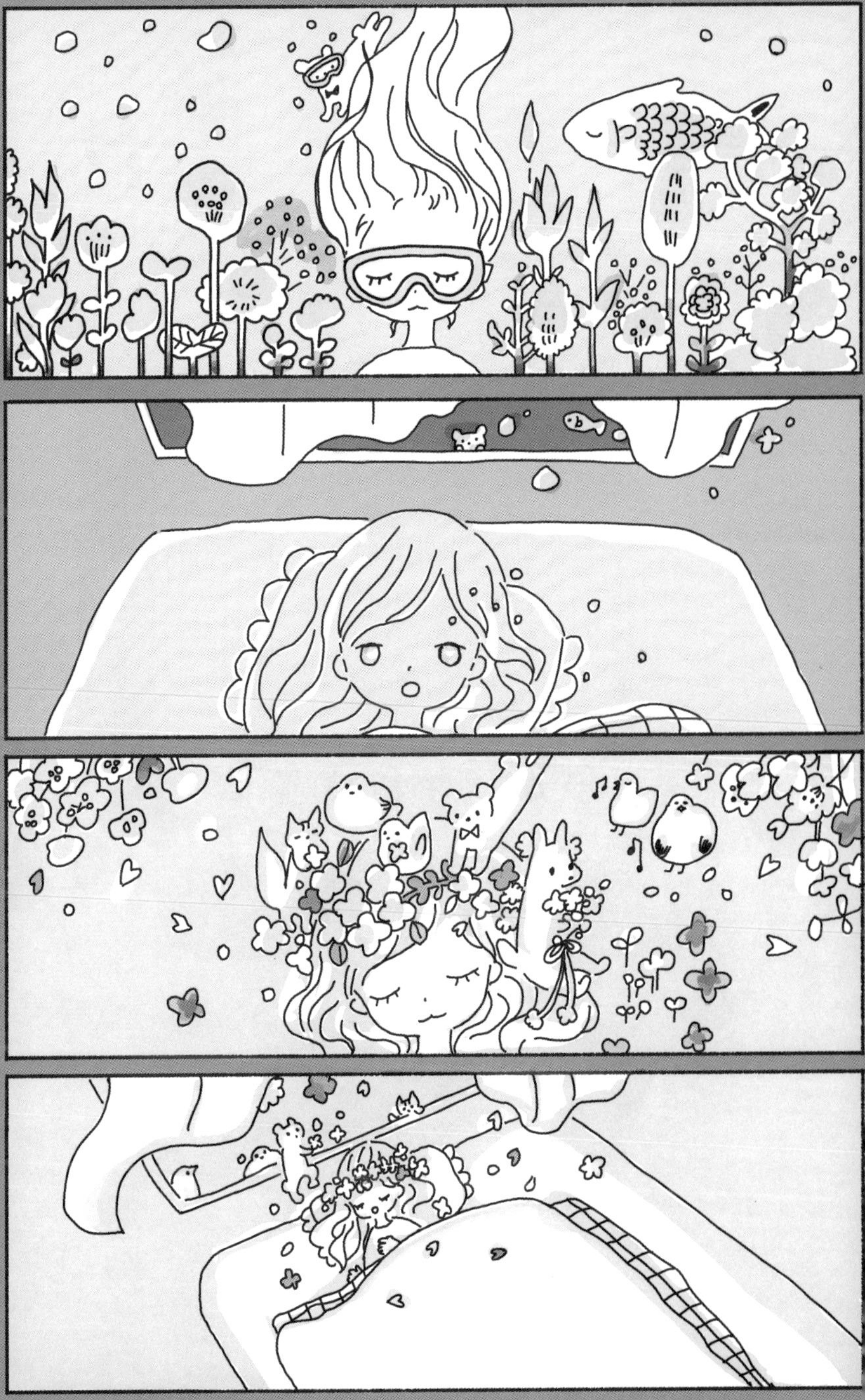

HEKOMANAI

17

100

頭皮マッサージをする

頭皮の内側には、前頭筋、側頭筋、後頭筋という筋肉があって、自律神経でコントロールされていいます。首や肩がこるのと同じように、疲れやストレスがたまると、頭皮の内側の筋肉のコリもどんどんたまっていきます。そのままにしておくと、血流やリンパの流れが滞り、心と体にさまざまな不調をもたらします。特に、白髪や細毛、抜け毛など毛髪のトラブルや、頭皮とつながっている顔のたるみやしわ、シミなど肌の老化まで招いてしまうことになります。

ストレッチや運動で体をほぐすように、頭皮もこまめにマッサージをしてほぐしてあげましょう。シャンプーするとき、意識的にハンドマッサージをしてあげると血流がよくなり、自律神経を調節している視床下部が活性化されます。すると、自律神経のバランスが整って、心身のリラックスにつながります。毎日のシャンプーでコリをほぐし、ときどきごほうびに、ヘッドスパやヘッドヨガでリラックスしましょう。

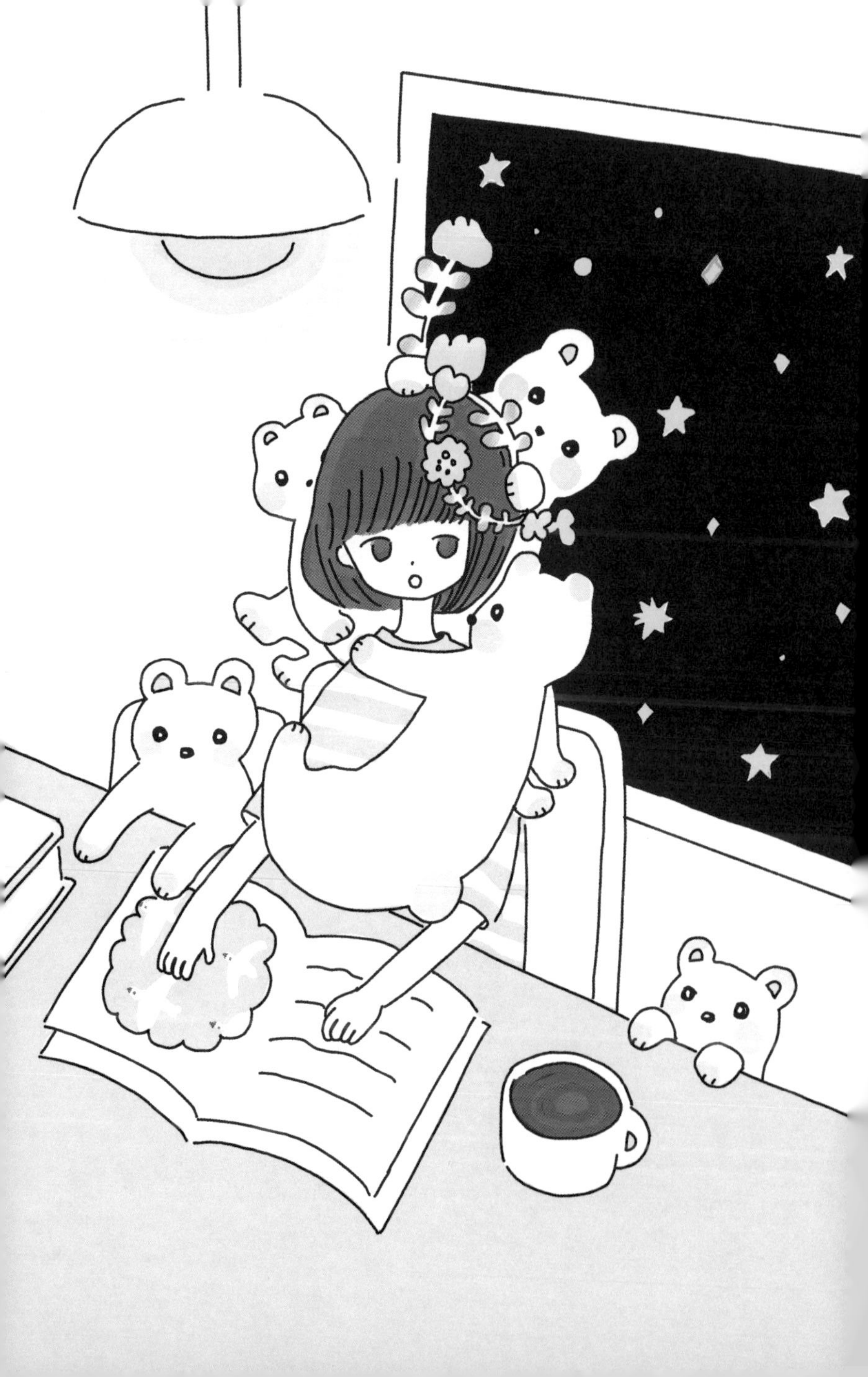

18

100

水出し緑茶を飲む

コーヒーや紅茶など、カフェインの入っている飲み物には覚醒効果があることはよく知られています。カフェイン入りの飲み物は、朝や仕事中などに飲む人が多いと思います。緑茶もカフェイン入りの飲み物のひとつですが、じつはリラックス効果があるのです。覚醒効果があるのに、なぜ正反対の効果もあるの？　と思った人もいるでしょう。じつは、緑茶は水出しすると、カフェインが抽出されにくいのです。その代わりに抽出されるのが、旨み成分のテアニン。このテアニンはアミノ酸のひとつで、脳の興奮を抑える働きがあります。また、テアニンを摂ると、脳にリラックス効果をもたらすアルファ波が出るので、疲労回復にも最適です。さらにうれしいことに、脂肪燃焼効果もあります。

作り方はとても簡単。ボトルに茶葉を入れて、水を注ぐだけ。急冷するほうが、よりテアニンが出やすくなります。頭を使いすぎたときや疲れを感じたとき、カフェインを摂りすぎたなと思ったときには、ぜひ眠る前の水出し緑茶を試してみましょう。

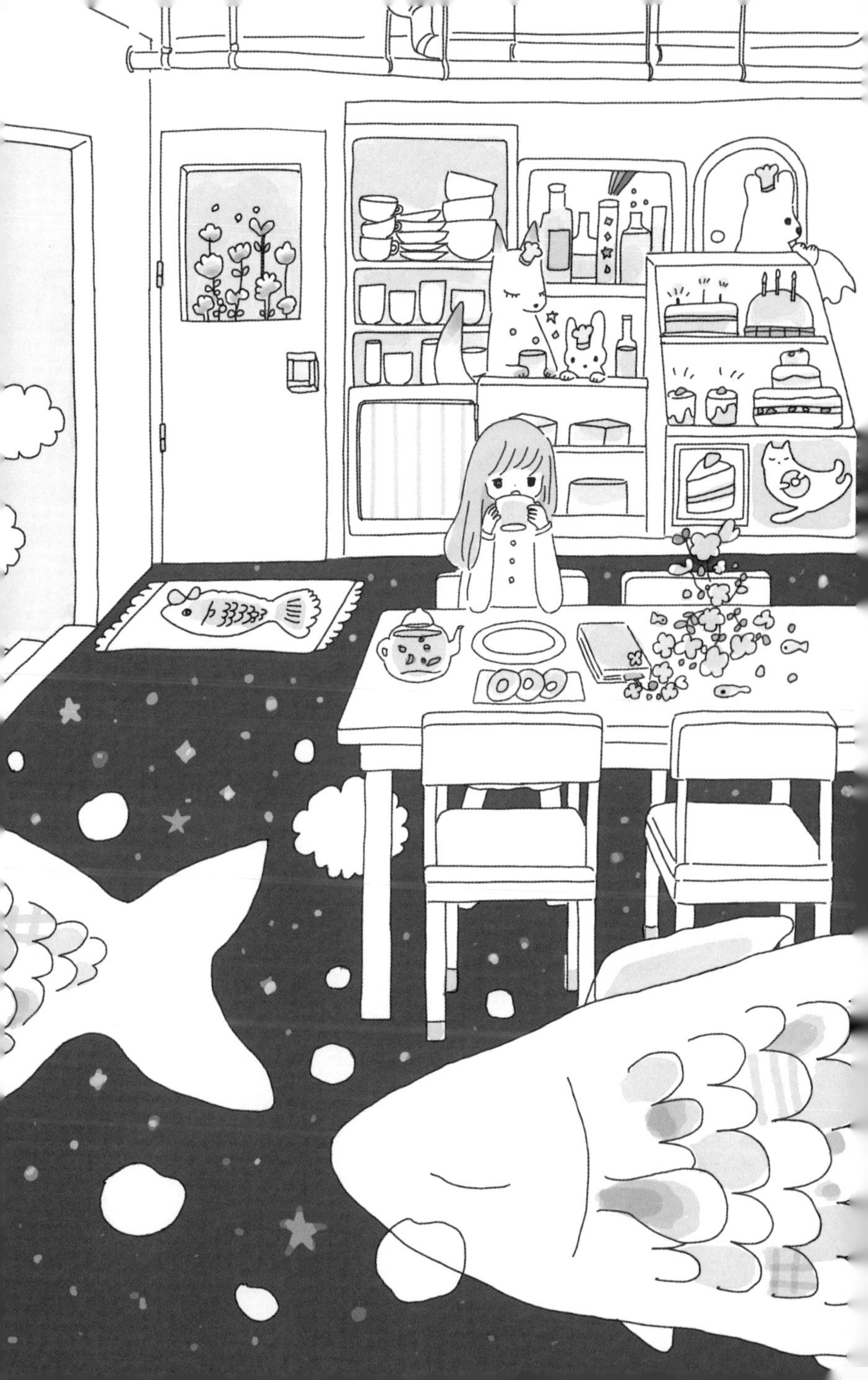

HEKOMANAI

19

100

温度差を減らす

夏の暑い日でも、室内はエアコンが効いて寒いほどだったり、冬の寒い日でも、一歩中に入れば汗をかくほど暑かったりと、最近では外と室内とで大きな温度差が生じるようになりました。自律神経は温度差に非常に弱いので、あっという間にバランスが乱れてしまいます。ほんの少しでも温度差を感じると、自律神経のバランスが元に戻るには3〜4時間もかかるといわれているのです。なので、暑い日に汗をかいてエアコンの効いた室内に入ったときには、汗がひいて体が冷え始める前に長袖のカーディガンやブランケットを羽織るようにし、冬場も「近くだから」とコートを着ずに外に出たりしないで、5分程度の外出でもしっかり防寒しましょう。

「暑い」「寒い」と感じたときは、もう自律神経が乱れ始めているサイン。公共の場だと、自分一人の都合でエアコンの温度調節をするのは難しいので、羽織るものを常備するなど、できる範囲で調節しましょう。温度差をできるだけ少なくすることで、自律神経のバランスが整ってきます。

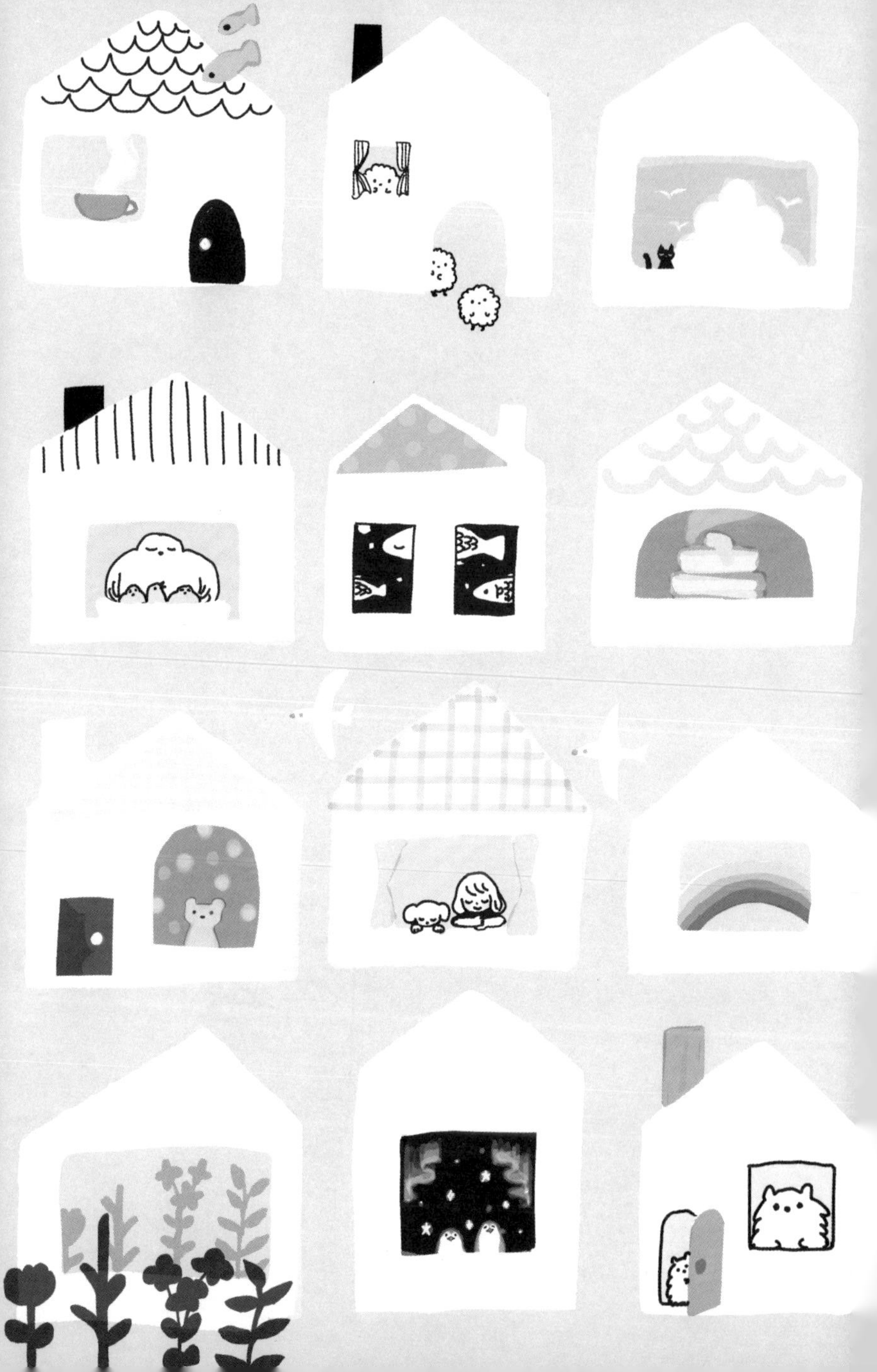

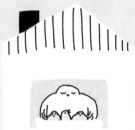

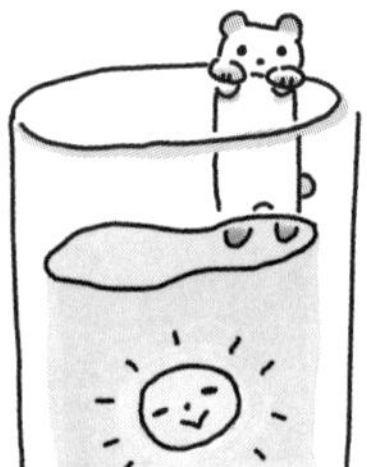

HEKOMANAI 20 - 30 / 100

2章

「なんとなく調子が悪い」を整える習慣

HEKOMANAI

20

100

飲み物に氷を入れない

寒い冬場は冷え対策をしっかりやっているという人でも、暑くなってくると氷入りの冷たい飲み物を飲んだり、脚や肩を出して薄着になったりします。でも、冷え対策は冬だけではなく夏も重要なのです。

「冷えは万病のもと」という言葉を聞いたことがありませんか？　冷えは新陳代謝や免疫力を下げ、自律神経やホルモンのバランスを乱すなど、さまざまな不調の原因になります。特に、全身の熱を生み出す役割も持っている腸の冷えは、あらゆる不調のもとです。お腹のあたりを触ってみましょう。心臓のあたりと比べてどうでしょうか。冷たいと感じたら、腸が冷えている可能性があります。冷やし〇〇など冷たい食事が多い人や、運動不足だ、姿勢が悪い、体を締めつける下着や服装が好き、という人は、腸冷えの可能性大。

夏でも冷房が効いた室内に長時間いることで体が冷えやすくなりました。暑い日でも氷入りの飲み物はできるだけ避けて、常温の飲み物や体を温めるスープなどを意識的に摂るようにしましょう。また、靴下や腹巻き、ブランケットなどを上手に利用しましょう。

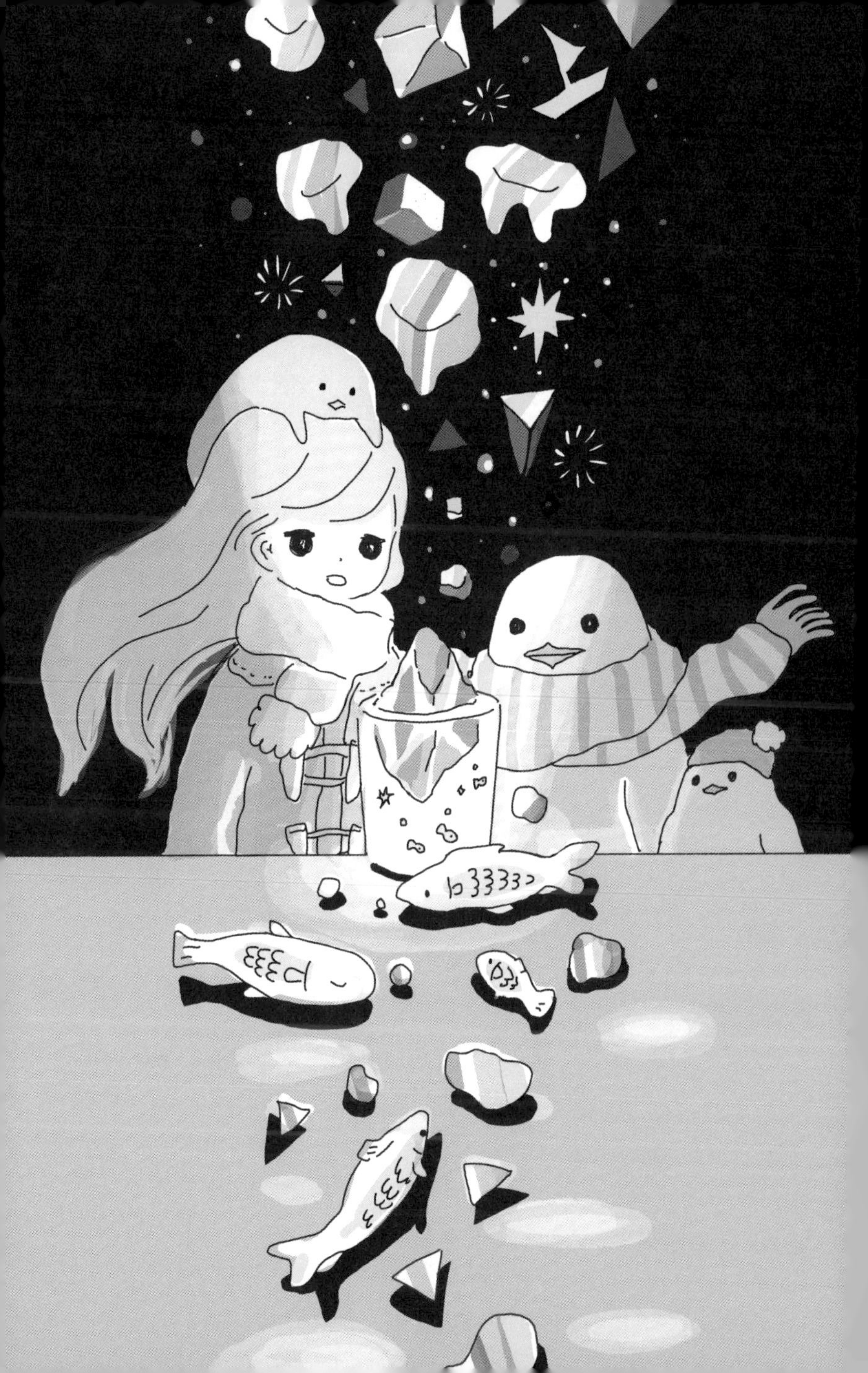

HEKOMANAI

21

100

毎日5分程度のストレッチ

在宅勤務が浸透し、家で過ごす時間が長くなったので、運動不足を感じる人も多いのではないでしょうか。運動不足が続くと、体はカチカチ、心もほぐれず、疲れが取れてくれません。血流が滞って冷えが気になったり、免疫細胞が全身に届かなくなって免疫力が落ちたりしてしまいます。とはいえ、毎日ハードな運動をするのは面倒ですね。

そんなみなさんに朗報です。美容と健康のためには、運動はあくまでも適度がいいのです。アスリートは風邪をひきやすいと聞いたことがありませんか？　やりすぎはかえって免疫力を下げることがわかっています。では、適度な運動とはどの程度のものでしょう。答えは毎日「5分」程度です。それだけでいいの？　と驚いた人もいるかもしれません。ですが、それなら無理なく続けられると思いませんか？　毎日5分、全身をゆっくりストレッチしましょう。デスクワークの人ならこりやすい肩や首、立ち仕事の人なら脚を中心に。冷えが解消して、免疫力もアップします。

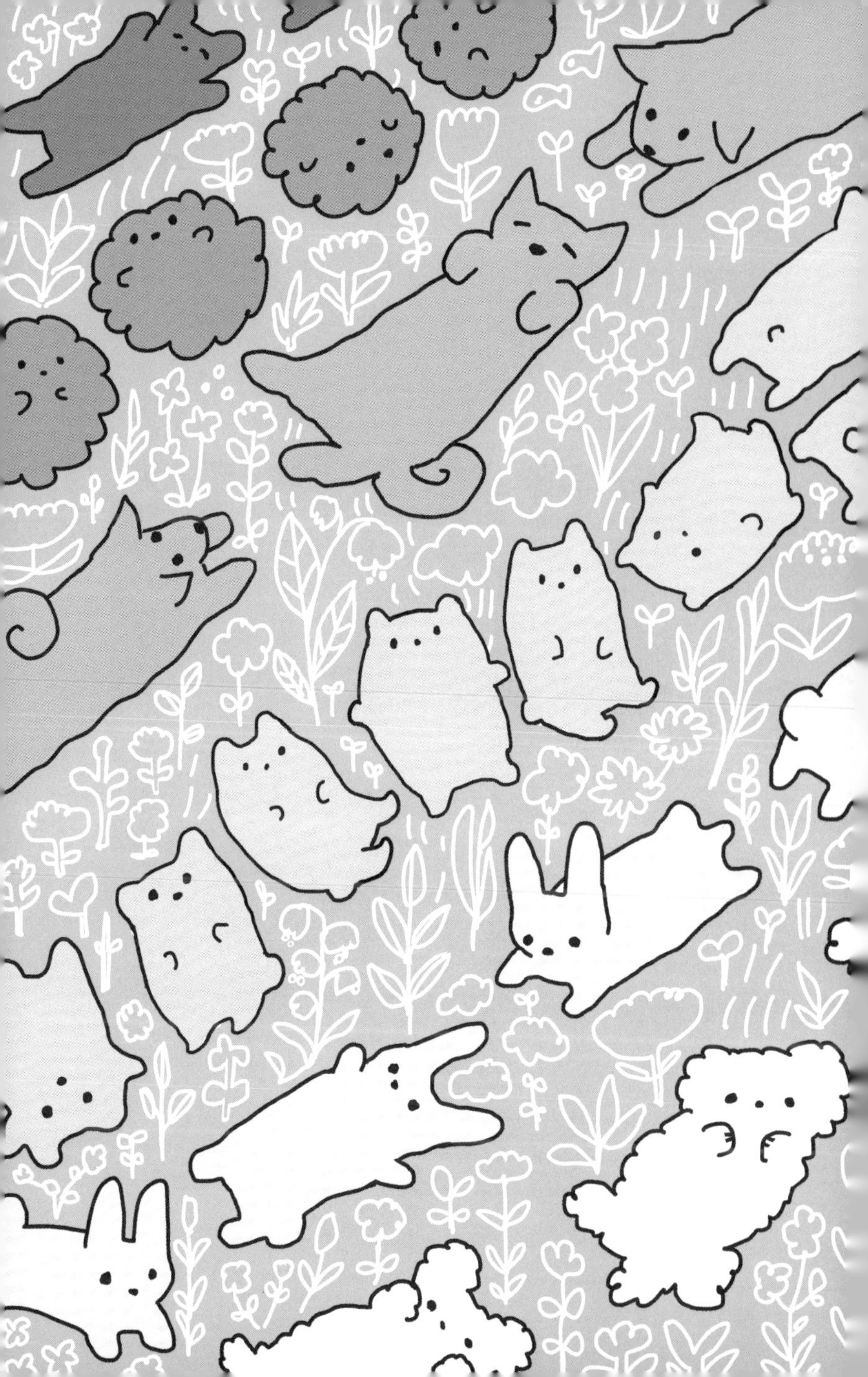

HEKOMANAI

22

100

作り笑いでもいいから笑う

疲れたときや、悲しくて元気が出ないときは、作り笑いでも口角を上げて笑顔を作ってみましょう。笑顔を作ると、心から楽しいと思っていなくても、脳は「楽しいことが起きた」と勘違いをして、幸せホルモンであるセロトニンや、多幸感をもたらすエンドルフィンを分泌してくれます。その効果は、なんとチョコレート2000個分から得られる幸福感に匹敵するそうです。チョコレート2000個も一気に食べるのは無理でも、少しだけ笑顔を作ったり、お笑い番組を見て笑ったりすることなら簡単にできます。笑うことで脳波の中のアルファ波が増えるため、リラックスできるほか、脳の働きも活発になり、免疫機能を司っているナチュラルキラー細胞が活性化して免疫力も上がり、さらには自律神経のバランスも整ってくることがわかっています。

笑うことはみなさんが思っている以上にいいことずくめなのです。いつも笑っている人が元気でつやつやして幸せそうなのは、これらの効果によるものなのかもしれません。

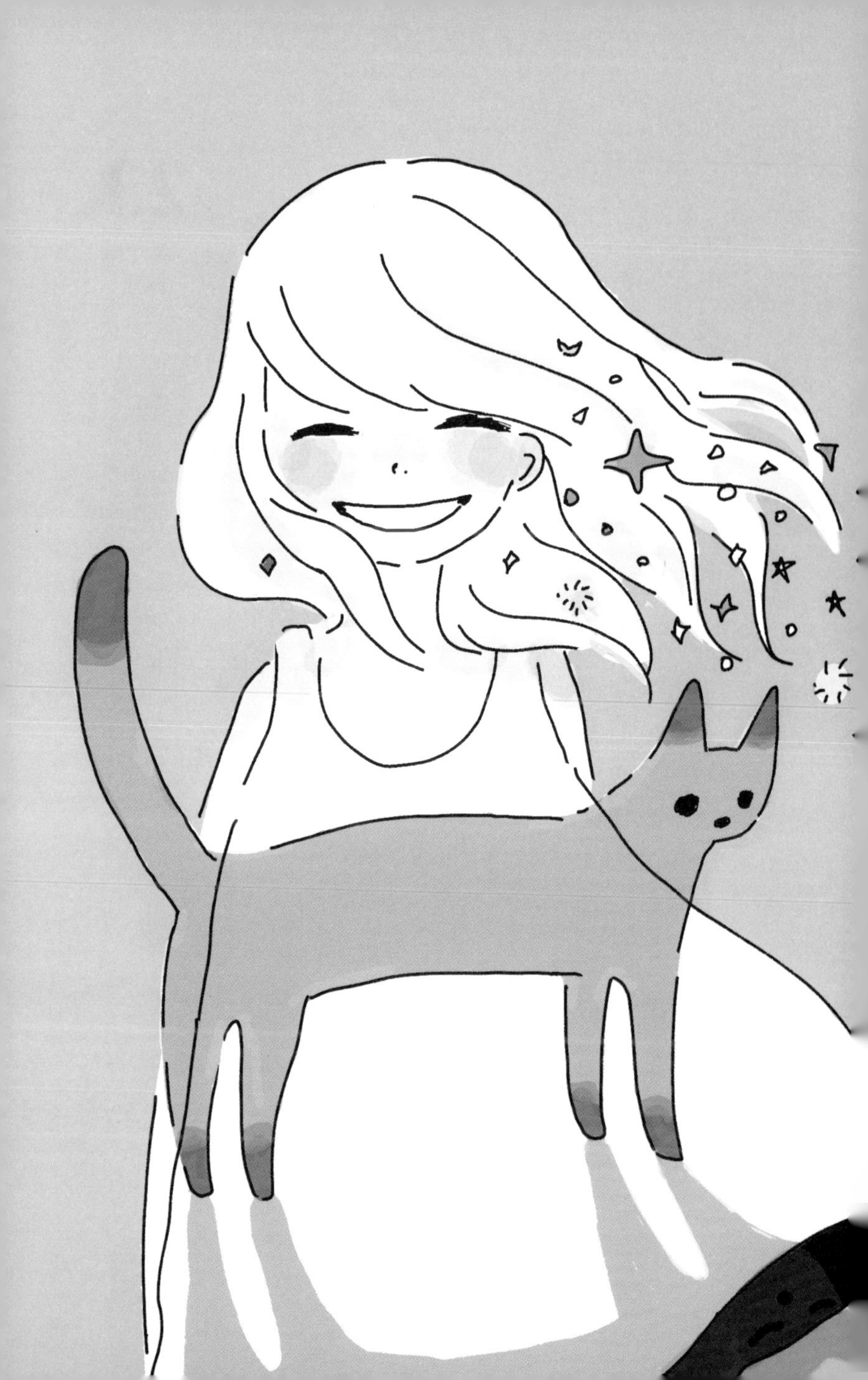

HEKOMANAI

23

100

睡眠時間は7時間

毎日忙しいと、なかなか十分な睡眠時間が確保できないものです。日本人の多くが、常に睡眠不足を感じているというデータもあります。平日の睡眠不足を補おうと、休みの日はとにかく眠れるだけ眠って、ようやく起き上がったときにはもう夕方だった……、そんな経験は誰しもあります。睡眠は、私たちの体を休ませるためだけでなく、体を修復するという大切な役割を持っています。睡眠不足は、集中力や注意力が低下したり、疲れやすくなったりします。さらによくないことに、肥満の原因にもなります。食欲を抑えるホルモンの分泌が減って食欲がセーブできなくなり、結果、肥満になるのです。

とはいえ、睡眠は長すぎても体には悪影響。長すぎるとうつ病になりやすいことがわかっています。理想的な睡眠時間は7時間前後といわれています。どうしても十分な睡眠が取れないときは、細切れでも「トータルで7時間」眠るよう心がけてみてください。日中の仮眠は、脳や体の疲労回復にもつながります。

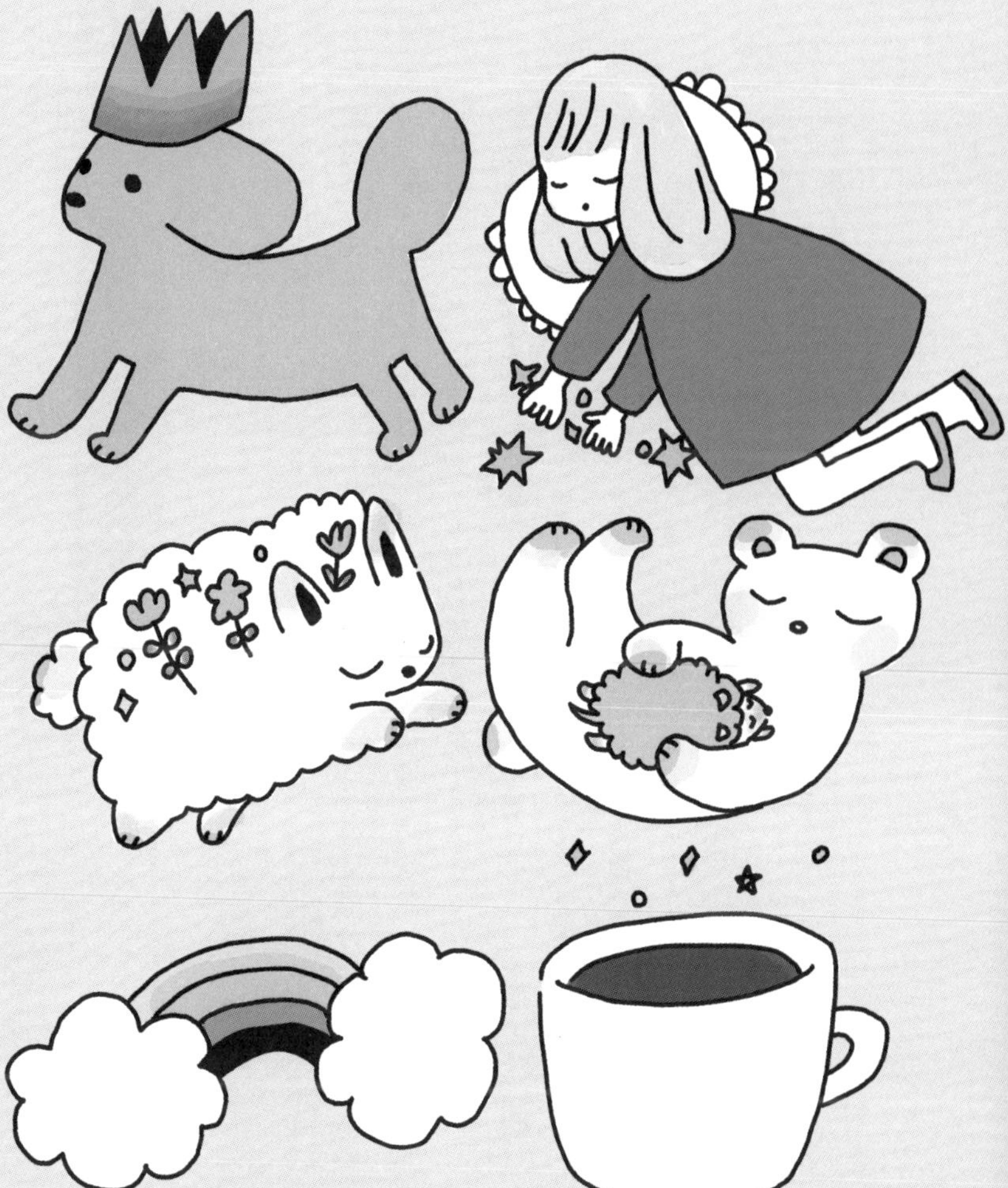

HEKOMANAI

24

100

水分を賢く摂る

毎日のお通じ、しっかりきていますか？　腸は、自律神経にコントロールされている内臓です。そのため、ストレスや生活習慣の乱れで自律神経のバランスが整わないと、腸のぜん動運動が低下して便秘が起こりやすくなります。便秘は、運動不足や食物繊維不足、腹筋が弱いこと、無理なダイエットなどでも起こりやすくなります。理想的なお通じは、朝起きてすぐに1回。これを目指すために、水の賢い飲み方を覚えて習慣にしましょう。

それは、コップ一杯（２００㎖）程度をこまめに、一日だいたい7回くらいに分けて飲むという方法です。水は体を冷やしすぎないよう、常温にしましょう。一度にたくさん飲んでも尿として排出されてしまうので、あまりおすすめしません。まずは、起きたらすぐに水を一杯飲むことが大切です。そして歩いたときや休憩のとき、お風呂に入る前、寝る前など、こまめに飲んでみてください。腸の状態がよくなると、免疫力もアップします。健やかな体のためにも、水は賢く飲みましょう。

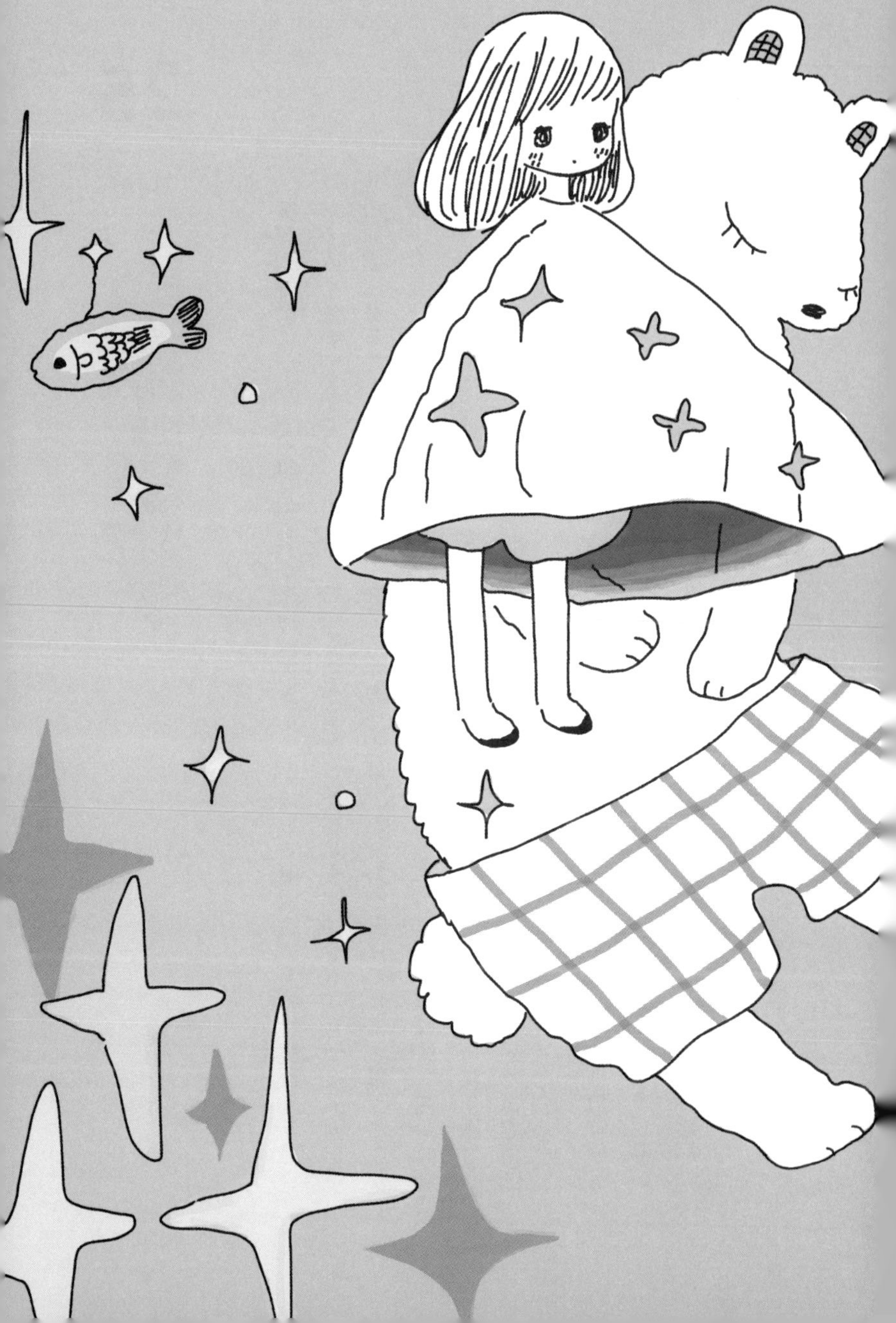

HEKOMANAI

25

100

果物は控えめに

美容や健康にいいといわれている果物。スムージーにして積極的に果物を摂るようにしている人も多いでしょう。暑い日は特に果物が美味しく感じます。でも、じつは果物が冷えの原因になることを知っていますか？　体の冷えは、免疫力を下げてしまう原因になります。今はさまざまな果物が、一年中いつでも手に入るようになっていますが、暑い場所でとれる食材や、夏が旬の食べ物は、東洋医学では体を冷やす食べ物と分類しています。バナナやマンゴー、パイナップル、キウイ、オレンジ……。手に入りやすい果物ほど南国でとれるものが多いのです。

さらに、果物には思っているよりもたっぷり糖分があります。バナナ1本には角砂糖7個分、28・2gもの糖質が含まれています。ですから食べすぎには注意しましょう。暑い日でも、果物はすぐに体を冷やしてしまうので、少しずつ摂ります。そして日本の季節にあった旬のものを選ぶようにしてみるといいでしょう。

ちなみにりんご、さくらんぼ、ぶどうなどは体を温めてくれる果物です。

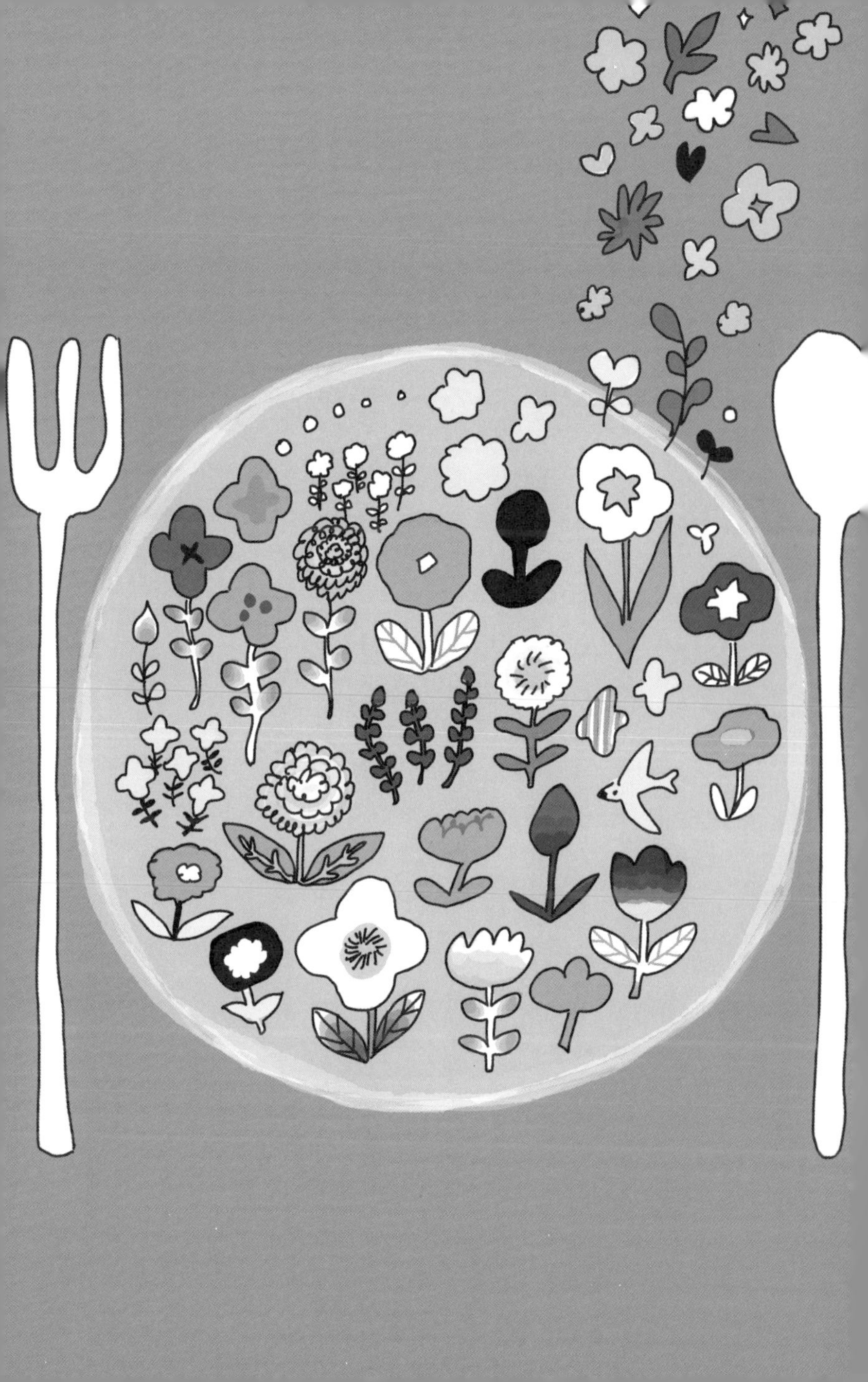

HEKOMANAI

26

100

干ししいたけを味方にする

毎日の食事で、手軽に免疫力アップをはかりたいなら、干ししいたけを味方につけましょう。しいたけをはじめとするきのこ類は、ビタミンB群やD、カリウムや鉄分、食物繊維などが豊富な優秀食材です。特に豊富に含まれている食物繊維のひとつであるβ-グルカンは、免疫力を活性化させる働きがあり、医薬品などにも用いられています。生の状態でももちろん栄養豊富なのですが、これを天日干しすると、さらに栄養成分がアップします。ビタミンDは、生のしいたけと比べると、なんと8倍以上にもなります。

スーパーで売られている干ししいたけを購入してももちろんいいのですが、生のしいたけを買ってきて、食べる2時間くらい前から天日干ししておくだけで、ビタミンDが増え、旨みも増します。ビタミンDはカルシウムの吸収率を20倍もアップさせてくれる栄養素。油と一緒に摂ることでより吸収率が高くなるので、炒めたり揚げたりして食べることをおすすめします。

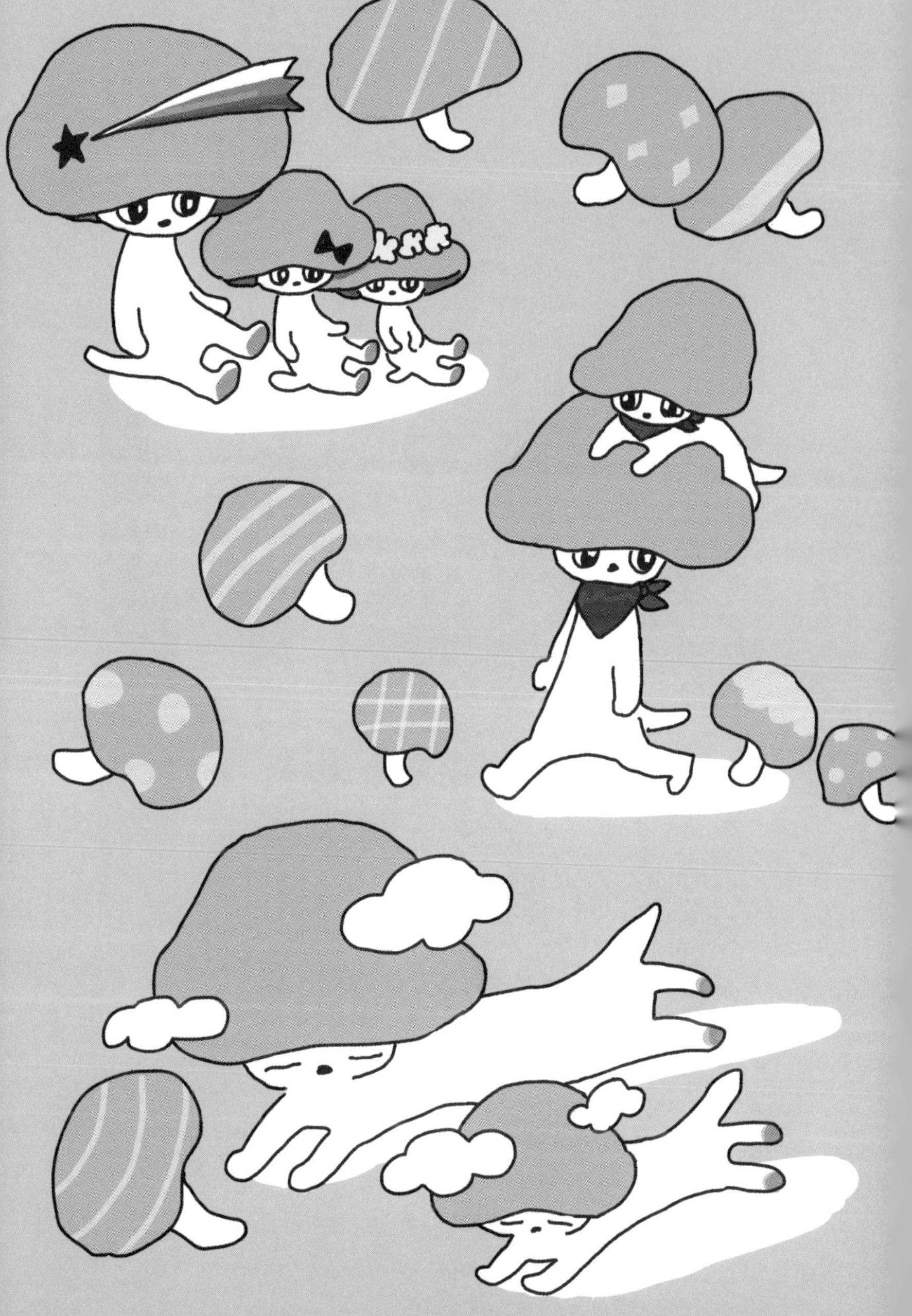

HEKOMANAI

27

100

体を温めて血のめぐりをよくする

みなさんの平熱はどのくらいですか？　女性は特に低体温の人が多いです。健康的な人の平熱はだいたい36・5～37・1度くらいといわれています。低体温の人からすると、微熱と感じてしまうくらいかもしれません。体温が上がると、血のめぐりがよくなります。血液は、私たちの体を構成している約60兆個もの細胞へと酸素や栄養を届けて、代わりに老廃物をもちかえる働きを持っています。また、血液の中には、免疫機能を持った白血球がいて、血液と一緒に体のすみずみまでめぐり、異物がいないかどうかパトロールしています。つまり、体温が高いとこれらの働きがよく、免疫力も高い状態をキープできるのです。

体温を上げるには、毎日運動する（特にウォーキング）、入浴する、冷たい食べ物や飲み物を避ける、体を冷やさない服装をする、夏でも腹巻きをしたり靴下をはいたりなどの工夫が必要です。体温を上げれば免疫力がアップするだけでなく、基礎代謝も上がるので太りにくい体にもなります。毎日のちょっとした工夫を習慣にして体温を上げましょう。

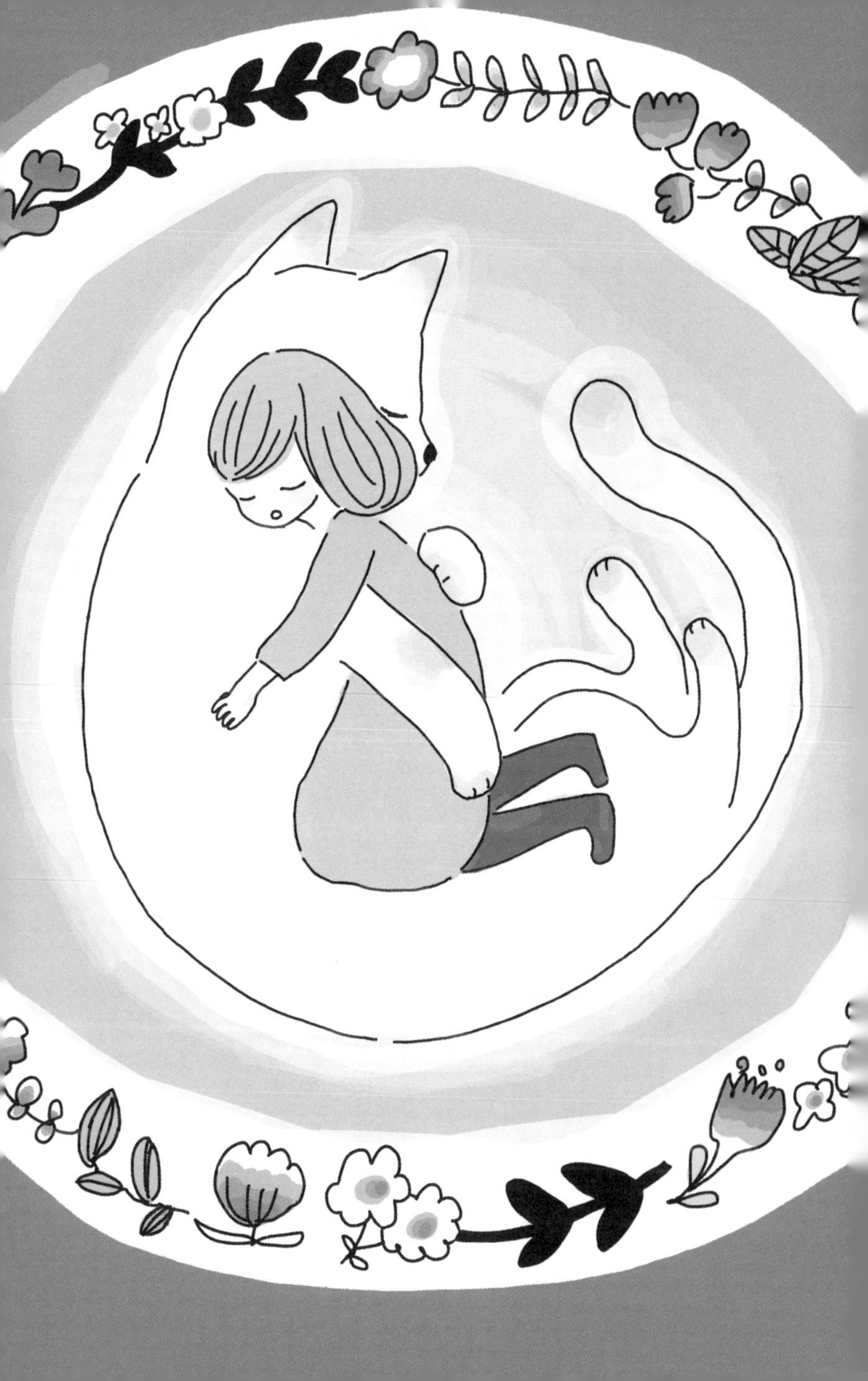

HEKOMANAI

28

100

緑茶もいいことずくめ

日本で昔から飲まれてきた緑茶。18（56頁）ではリラックス効果についてお話ししましたが、緑茶の効果はそれだけではありません。緑茶に含まれるカテキンは、ポリフェノールのひとつで、渋みを出しています。このカテキンは、体を老化させる活性酸素を除去したり、悪玉コレステロールの排せつを促したり、血糖値の上昇を抑制したり、脂肪の減少を促進したりと、まさにいいことずくめ。さらに最近の研究では、便秘にも効果があることがわかってきました。腸の中にいる腸内細菌には、大きく分けると、体にとってよい働きをしてくれる善玉菌と、悪いほうへ導く悪玉菌、そのどちらでもない日和見菌《ひよりみ》という3種類の菌があります。カテキンには、この悪玉菌の増殖を防ぐ働きがあり、腸内環境を整えてくれるのです。

便秘解消などカテキンの力を存分に借りたいときは、80〜85度の熱いお湯を使って、茶葉からしっかりカテキンを抽出してください。体の調子にあわせて、緑茶を上手に飲み分けましょう。

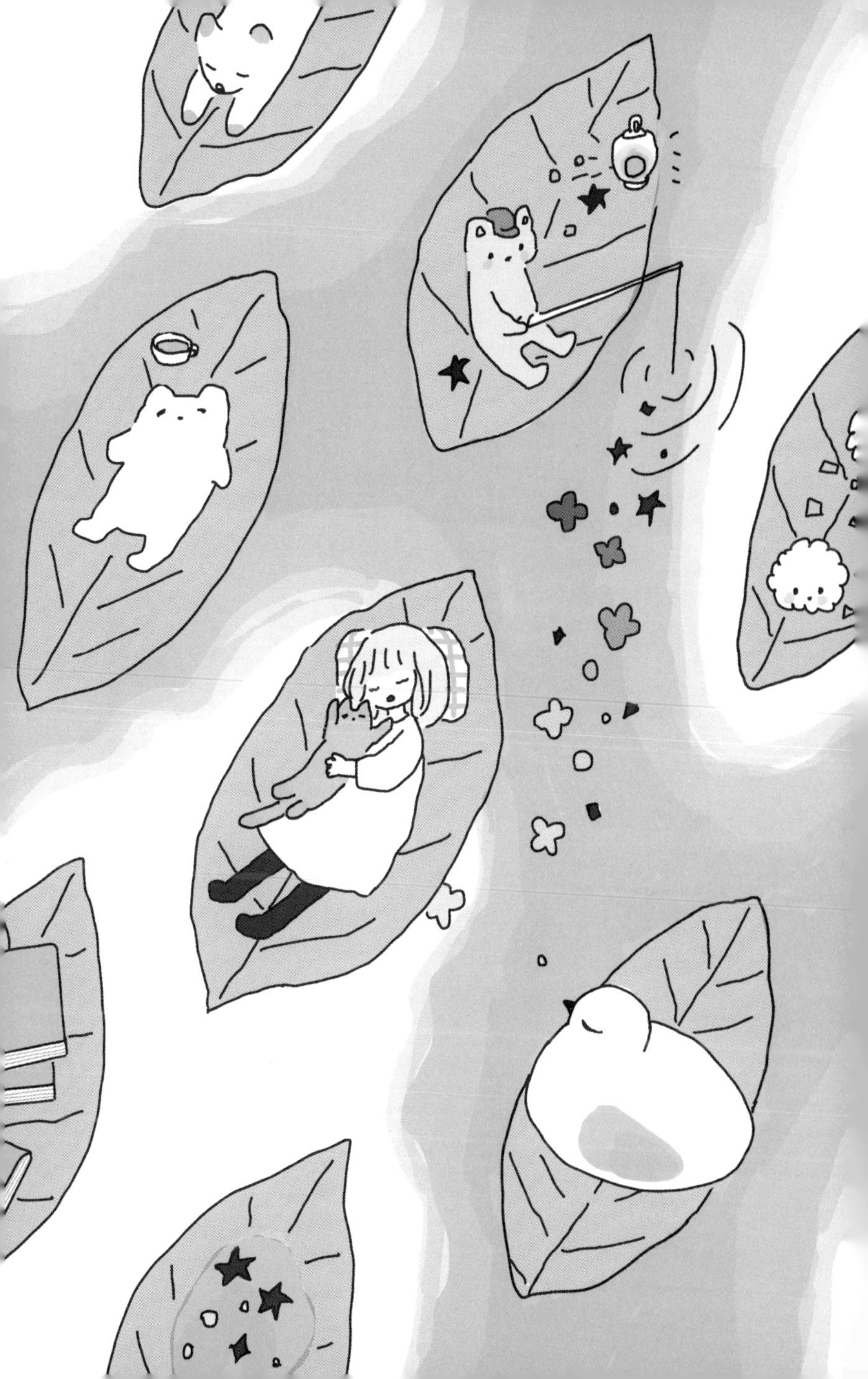

HEKOMANAI

29

100

体調が優れないなら水を飲む

今日は朝からなんだかやる気が出ない、しっかり寝たはずなのに疲れが取れない……。そんなときはまず一杯の水を飲みます。全身の調子を司っている自律神経は、腸の働きと深く関係しています。腸は少しの刺激でも反応しやすいので、水を飲んで腸を動かすことで、自律神経の働きをよくしようというしかけです。やる気が出ないときは、自律神経も「おやすみモード」に入っている状態。このおやすみモードから、水を飲むことで「活動モード」に切り替えてあげます。朝起きてだるいと感じたときだけでなく、仕事中に疲れてきたときや、集中力が切れてきたときにもおすすめです。一度席を離れて、コップ一杯分くらいの水を飲みましょう。このときに、全身に水が行き渡るようなイメージを持って飲みます。

自律神経は、意識を変えるだけでもスイッチが切り替わるようにできています。ただし、だるさが一週間以上も続くようなら病院で診察を受けてください。そこまでではないという程度なら、水での切り替えを試してみましょう。

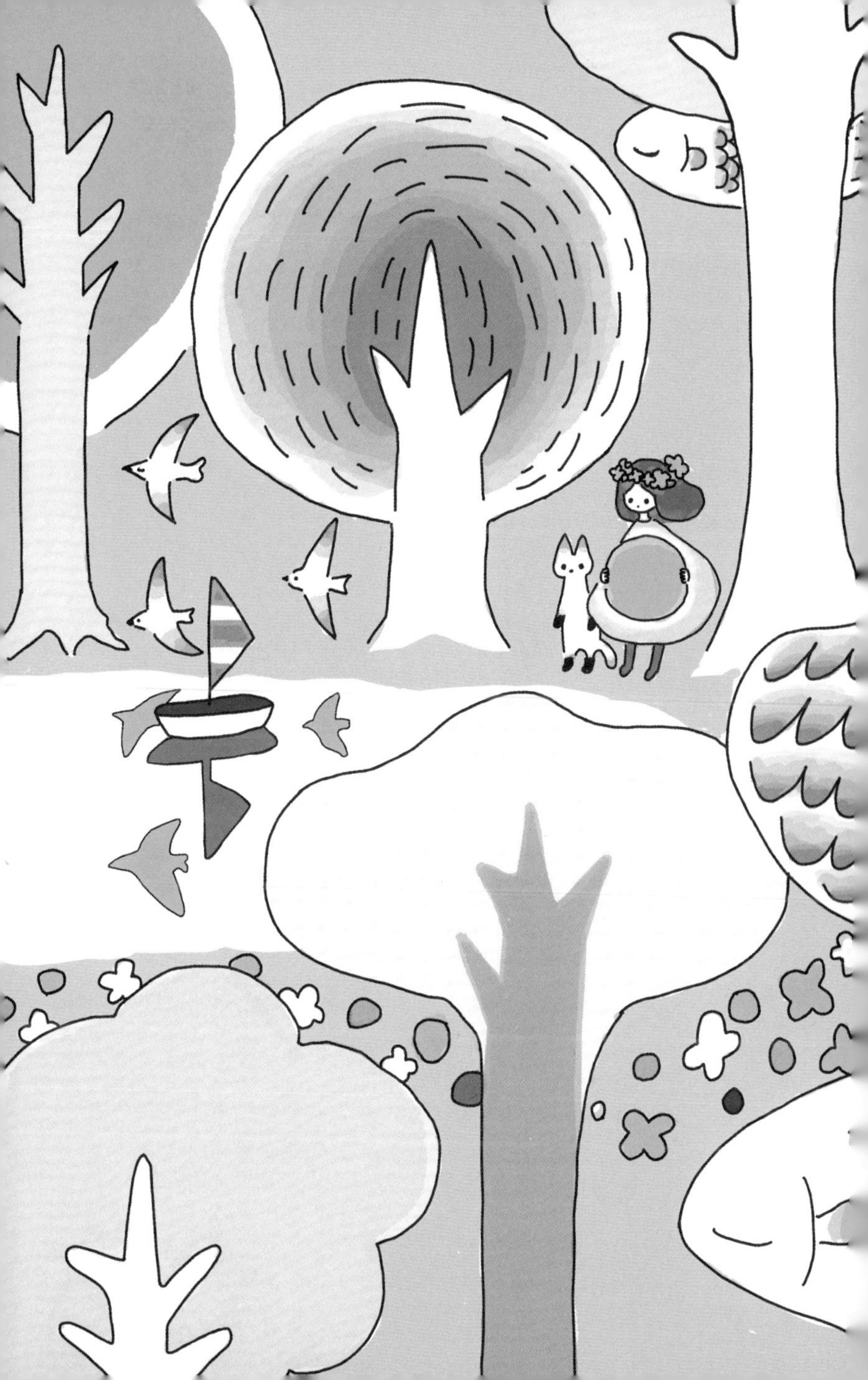

HEKOMANAI

30

100

体を締めつけない服を着る

スタイルをよく見せたい気持ちから、体を締めつけるような服や下着を身に着けたり、靴をはいたりしていませんか？　私たちの体にとって、締めつけられている状態は大きなストレスとなり、自律神経のバランスを乱す原因になります。窮屈な状態が続くと、交感神経ばかりが働き、疲れも気づかぬうちにどんどん蓄積していきます。ここが一番の勝負時！　というときは目一杯おしゃれをしてもよいですが、普段はできるだけ体を締めつけない、着脱しやすい服や下着を選びましょう。仕事上、どうしてもという場合は、外部の人に会わないときだけでも、ヒールを脱ぐ、ブラウスの第一ボタンを外して首まわりだけはゆったりさせる、ジャケットを脱ぐなどの工夫をしましょう。

もちろん、家で過ごすときはストレスフリーに。素材も、少し贅沢をして肌ざわりのよいものに、下着も外へ出るときとは違う、リラックスできるものに変えてみてください。

これだけでも疲れの取れ方が変わってくるはずです。

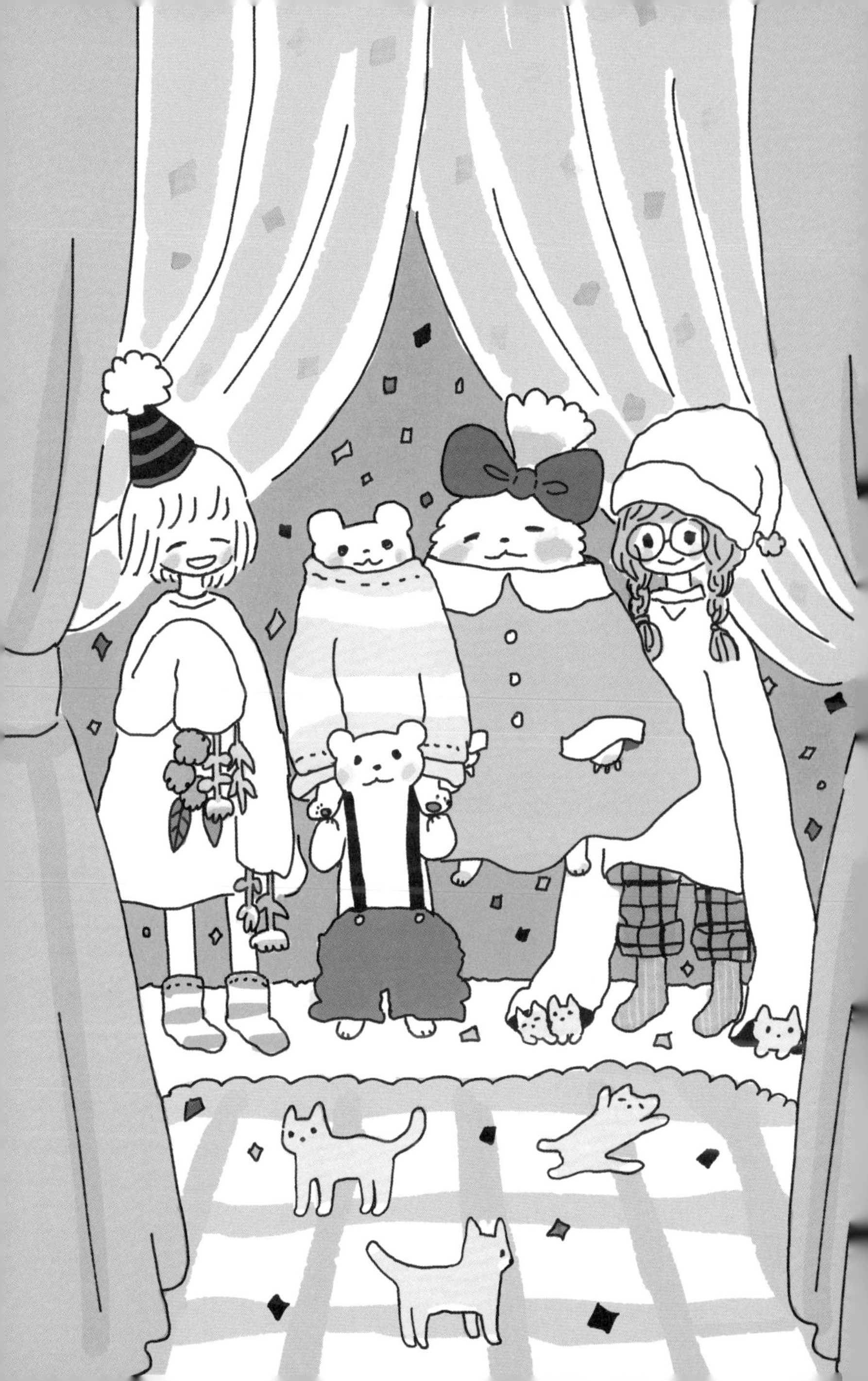

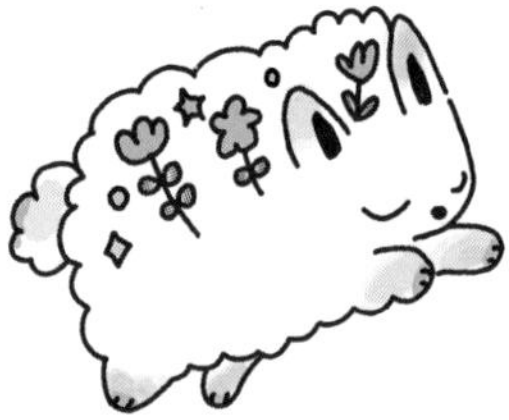

HEKOMANAI

31 - 43

100

3章

「私なんてだめだ」を整える習慣

HEKOMANAI

31

100

「自分で考えた」「自分で選んだ」と思う

苦手な仕事を任されてしまったり、あまり会いたくない相手から食事や遊びの誘いを受けたりしたら、気が重くなります。中には、そうした仕事や誘いを断れなかった自分を責めてしまう人もいるかもしれません。そんなときは、考え方をちょっと変えてみましょう。「苦手」とか「会いたくない」という感情を作り出しているのは、自分自身の心です。任された仕事を「苦手だな」と思っているのは自分、誘ってくれた相手に「会いたくない」と考えているのも自分です。いえいえ、私は決して、他人に対して嫌な気持ちを抱くことを責めたり、だめだと言ったりしているわけではありません。でも、ストレスになりそうなことを「選んだのは自分」「そう考えているのは自分」と、主な原因が自分の中にあることに気づけると、ある意味あきらめのような感情が生まれて、少しは気持ちが楽になりませんか？　ストレスを作り出しているのは、結局は自分なのだということを受け入れられるようになると、モヤモヤが晴れ、心も少しずつ軽やかになっていくはずです。

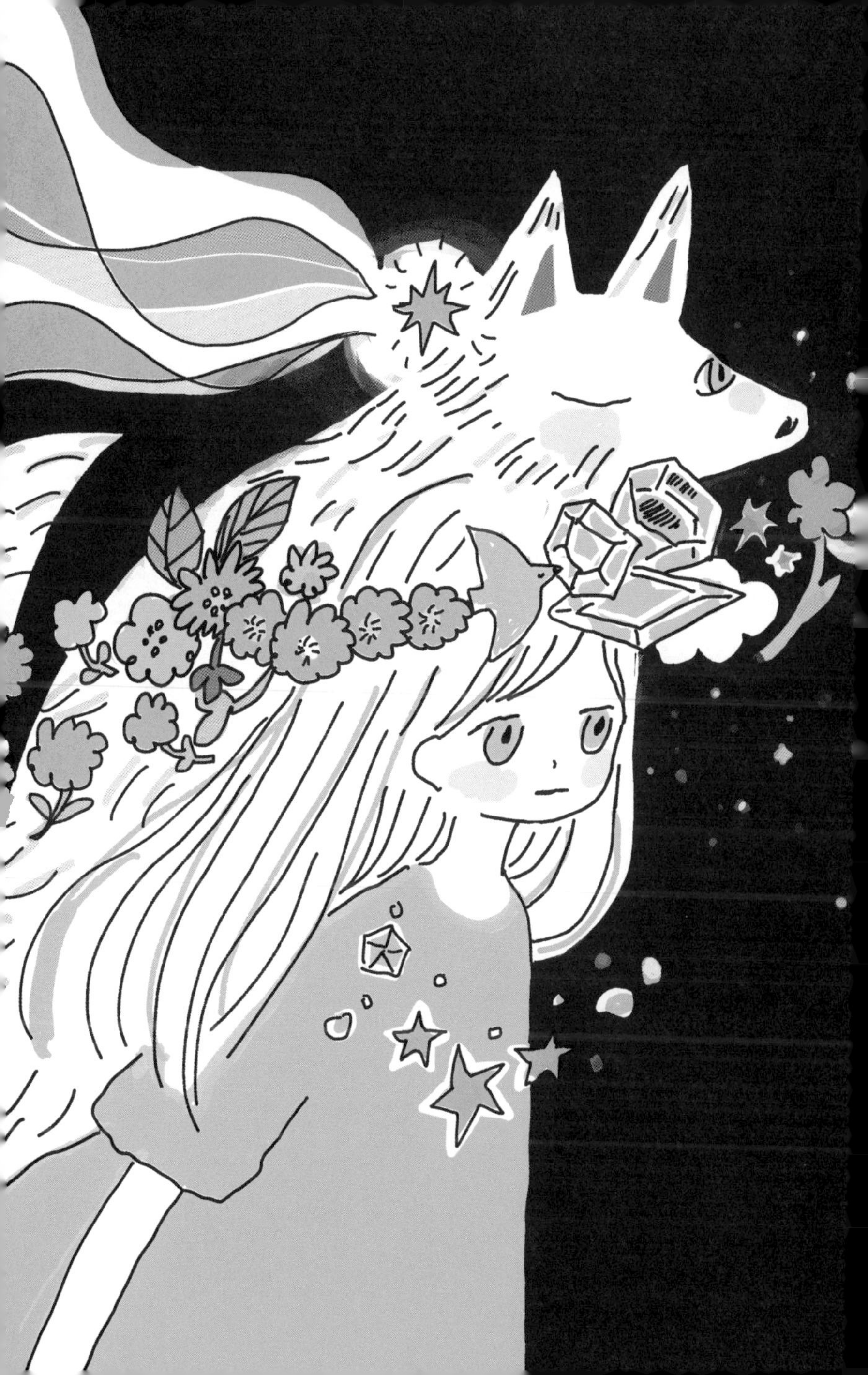

HEKOMANAI

32

100

3日に一度は青魚を食べる

普段、どのくらいお魚を食べているでしょうか。お肉に比べると値段が高いし、調理も難しいので、食べる機会があまりないという人も多いのではないでしょうか。青魚となると、さらにハードルは高くなります。でも、青魚の脂質には、不安感を軽くしてポジティブになれる効果があります。アジやサンマ、イワシ、サバなどの青魚にはオメガ3脂肪酸という成分が豊富に含まれています。オメガ3脂肪酸は、青魚のほか植物油にも含まれる成分で、疲労回復に効果があります。

最近特に注目されているのが、オメガ3脂肪酸による、不安をやわらげる効果。毎日青魚を食べることで、不安感がやわらいだという研究が日本で発表されました。ですから毎日食べるのが理想ですが、3日に一度でもいいでしょう。調理が面倒であれば、お刺身や青魚の缶詰でも大丈夫です。缶詰なら、ちょうど1缶で一日の理想の摂取量に近づきます。長期保存できるのが缶詰のよいところなので、いろいろな種類のものを、安いときに買いだめしてストックしておくとよいでしょう。

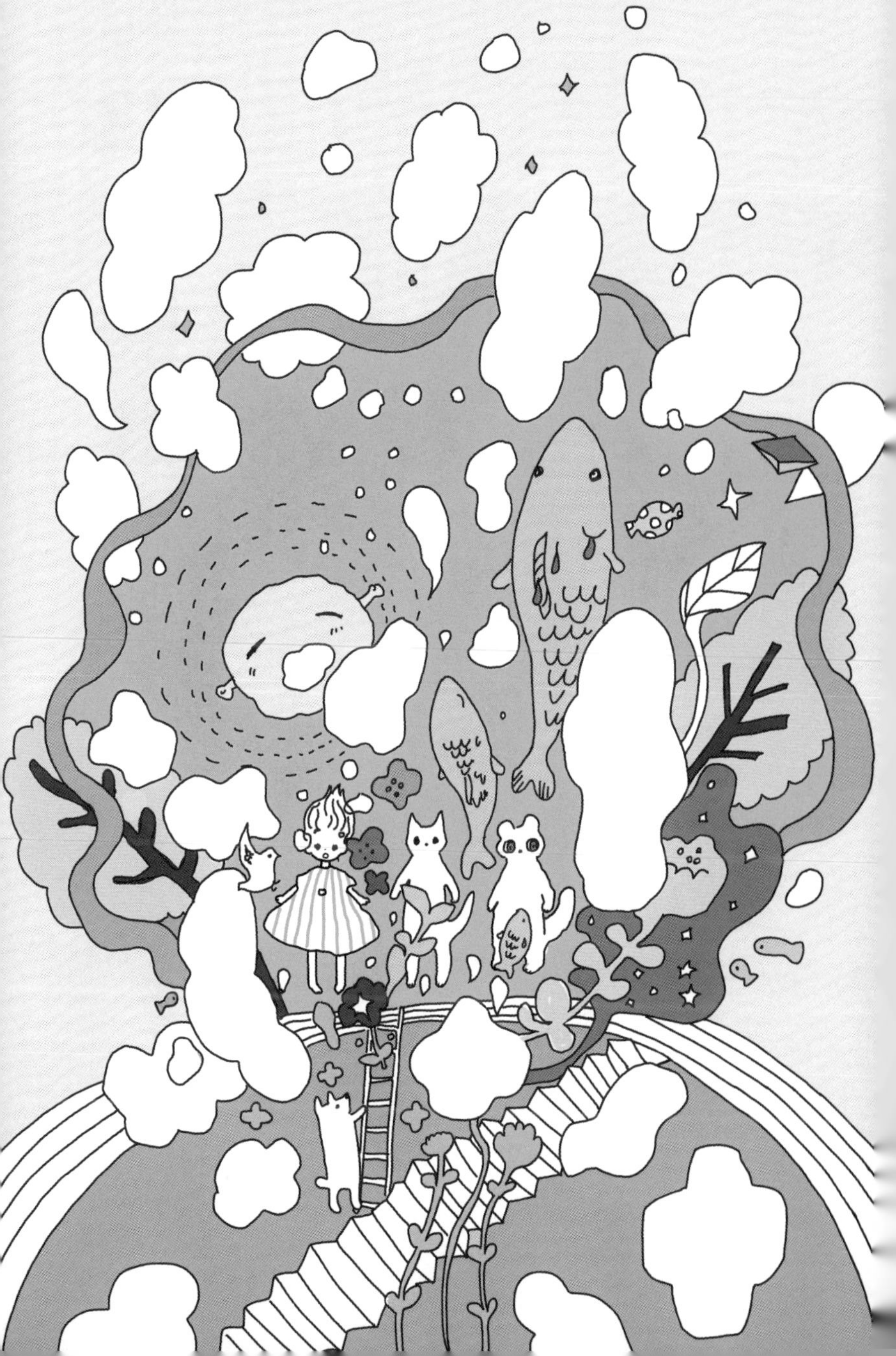

HEKOMANAI

33

100

暖色系を見る

最近はパーソナルカラー診断がとても流行しています。自分に似合う色を知ることで、さらに魅力的になれるので、みなさんも参考にされているのではないでしょうか。色は、自分の魅力を引き上げてくれるだけでなく、私たちの心にも大きな影響を与えます。ある調査では、気分が落ち込んでいる状態の人は、寒色系（青や緑）や白、黒、グレーなどの無彩色の服を選びやすくなったそうです。寒色系や無彩色には、副交感神経を優位にして、気分を落ち着かせる効果があるからかもしれません。

一方、赤やオレンジなどの暖色系は、交感神経の働きを優位にして、体温を上げ、元気にしてくれる効果があります。気分が落ち込んでいるときは、つい無意識のうちに暗い色味の服を選んでしまうことが多いですが、意識的に明るい色を取り入れてみましょう。小物やネイルなど、目につきやすいものに明るい色を取り入れるのもいいでしょう。

色からパワーをもらいましょう。

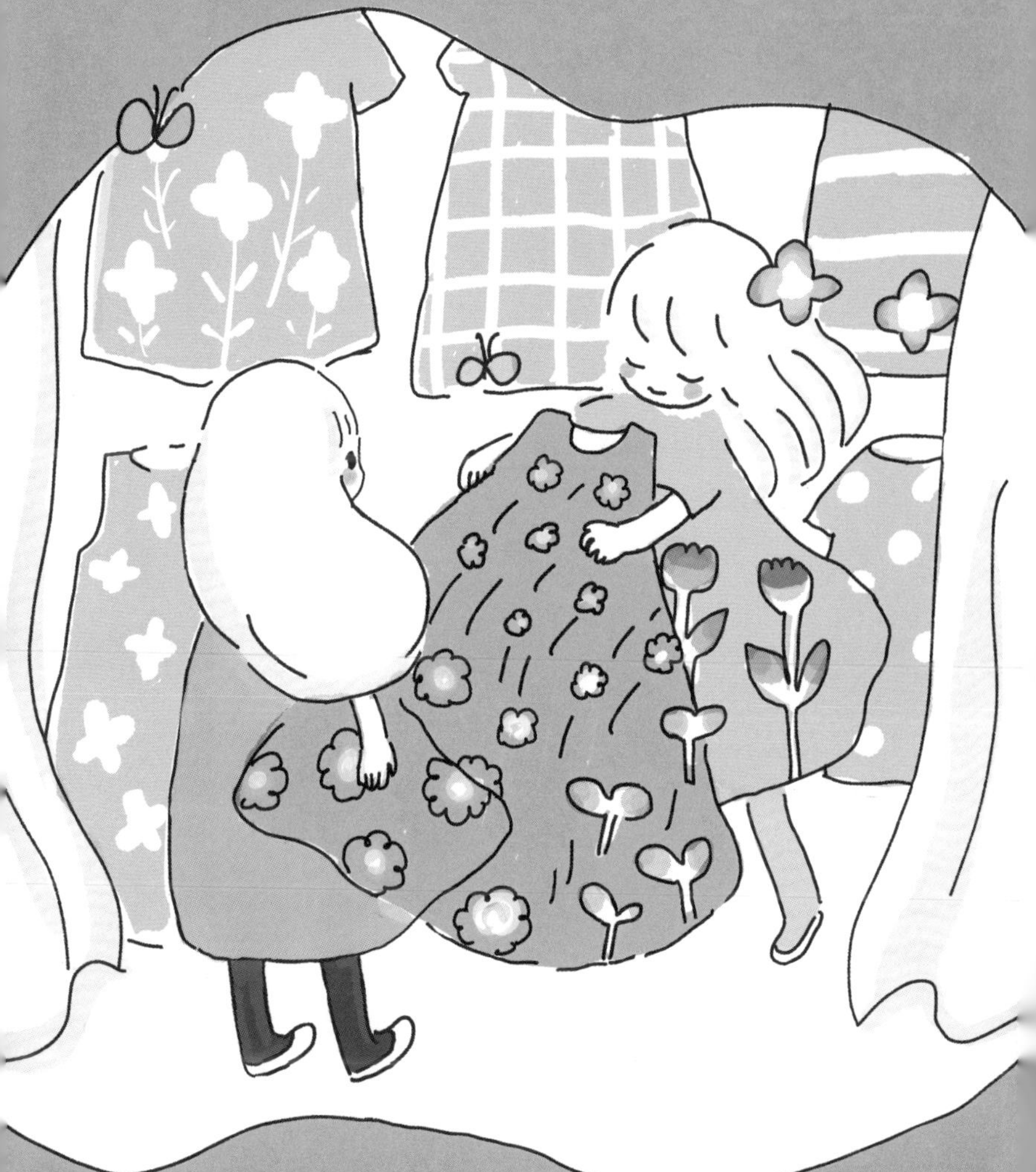

HEKOMANAI

34

100

だらだら過ごしても後悔しない

だらだらと過ごしていたら、気づいたときには一日が終わっていた。そんなときに、だらだら過ごしたことを後悔して「自分はなんてだめなんだろう」などと落ち込むのは、もうやめましょう。マイナスな気持ちで一日を終えると、憂うつなまま翌日をむかえることになり、睡眠の質も下がります。体の疲れも取れないまま、翌日の仕事や家事をこなさなくてはいけなくなるのです。

これからは、だらだら過ごすときでも、計画性を持って。たとえば「明日はお昼まで寝る！　でも、せめて夕食だけは自分で作って食べよう」とか、「一週間がんばってへとへとだから、ドラマを観て、たまっているマンガを読みきろう」とか、だらだらのための計画を立てるのです。そうすると、だらだら過ごしたことも後悔せず、むしろ達成感があって、よい気分で一日を終えることができます。

疲れを取るためのだらだらですから、後悔せずに過ごしましょう。

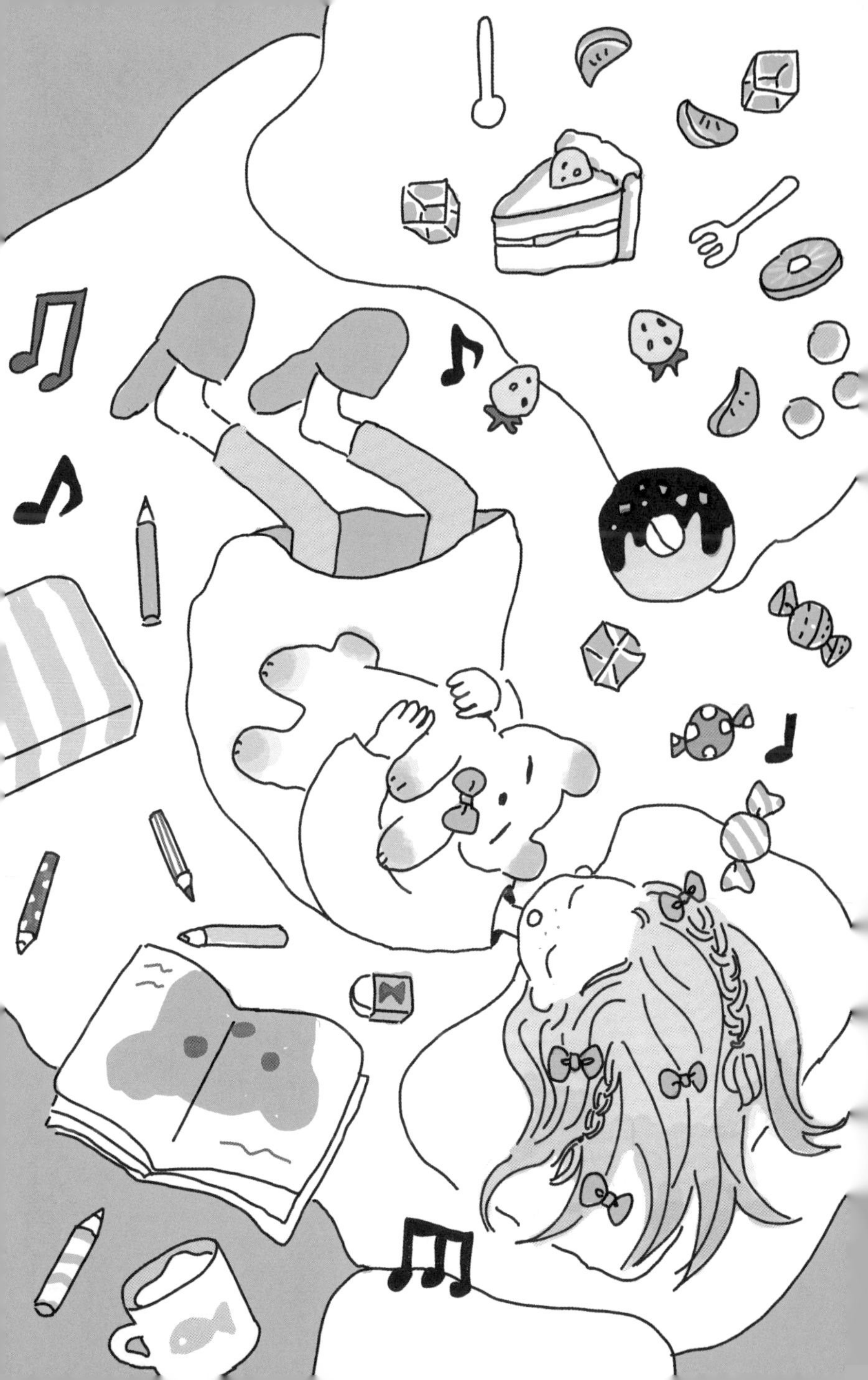

HEKOMANAI

35

100

ミスはプラスに転換する

何かでミスをすると、「どうしてこんなことをしてしまったんだろう」と自分を責めて、暗い気持ちになります。その暗い気持ちを何日も引きずってしまうタイプの人もいるでしょう。もちろんミスはしないに越したことはありませんが、人は必ず失敗してしまう生き物です。完璧な人なんていません。今は成功して輝いて見える人でも、過去にたくさんのミスをしてきたかもしれません。

「失敗は成功のもと」と昔からいわれるように、ミスをしたときでも、「今回のミスは時間が足りなかったから。次からは時間にゆとりを持てば大丈夫」とか「確認の回数を増やそう」というように、次からはこうすればうまくいくというプラスの面を探し出して気持ちを切り替えましょう。ミスをミスのままにしておくと、暗い気持ちを引きずってしまいますが、ミスを学びにすれば、次に生かすことができます。また、ミスをしたときは、自分の弱点を知るチャンスでもあります。どんなこともプラスの方向に転換できるように気持ちを整えましょう。

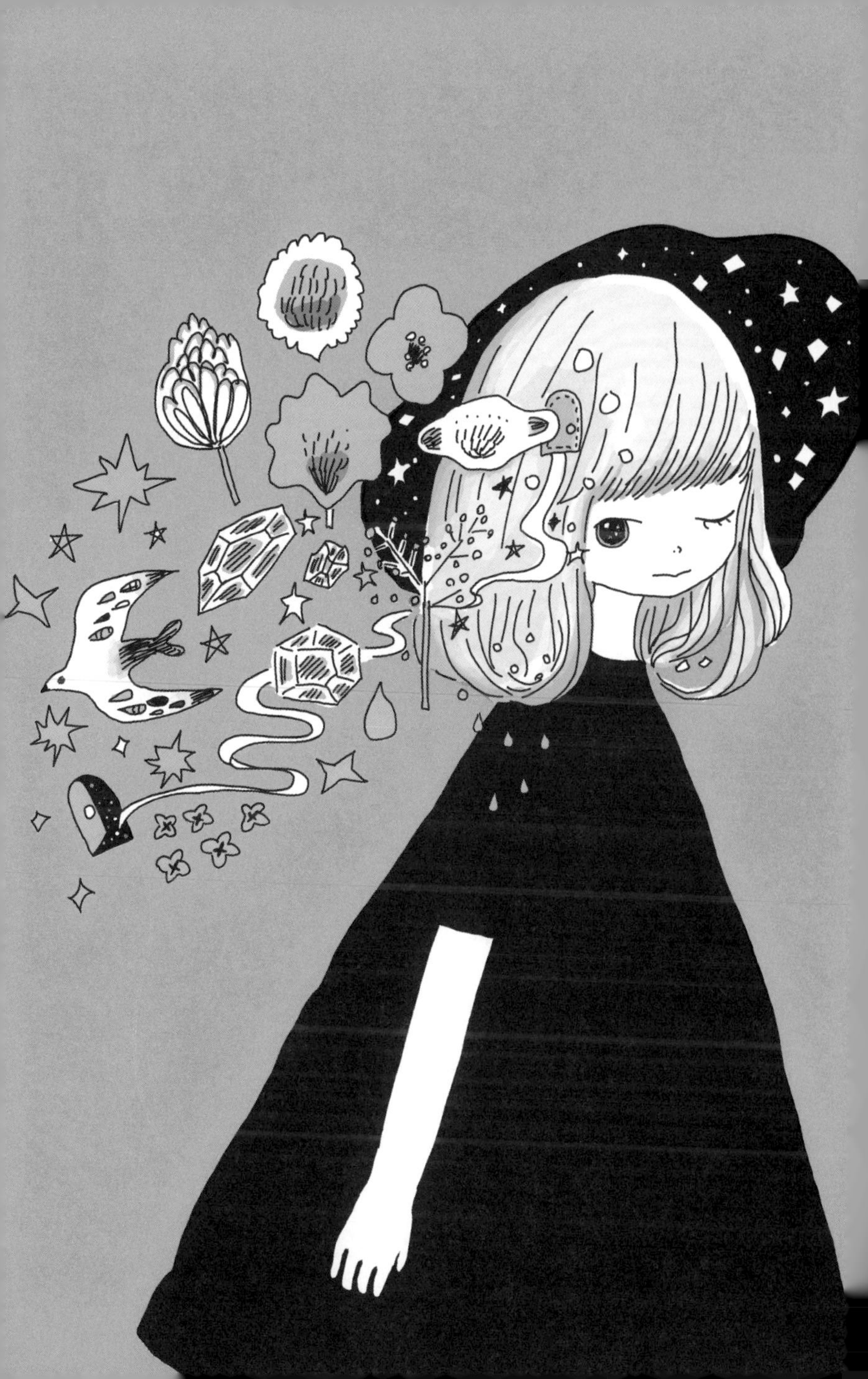

HEKOMANAI

36

100

階段を上ったり下りたりする

仕事で上司に怒られたり、恋愛がうまくいかなかったり、友人とケンカしてしまったり……。何をやってもだめなときがあります。そんなときに「気持ちを入れ替えてがんばろう」と無理をしても、じつはあまり効果がありません。なおさら気持ちが落ち込んでしまうこともあるでしょう。心の問題は、心で処理するよりも、体を整えることから始めたほうが効果的なことがあります。そのために行うことは、階段の上り下りです。ただ歩くのではなく、階段を1～2階分、上ったり下りたりしてみてください。階段なら、自宅でも会社でも外出先でも、どこでも気軽にできます。

え、そんなことで……と思いますか？　だまされたと思って試してみてください。体を動かすことで血のめぐりがよくなりますし、階段の上り下りはリズミカルな動きなので副交感神経の働きもよくなり、自律神経のバランスが整うのです。問題の解決方法を考えるのは、体と心が整ってから。そのほうがきっといい考えが浮かぶと思います。

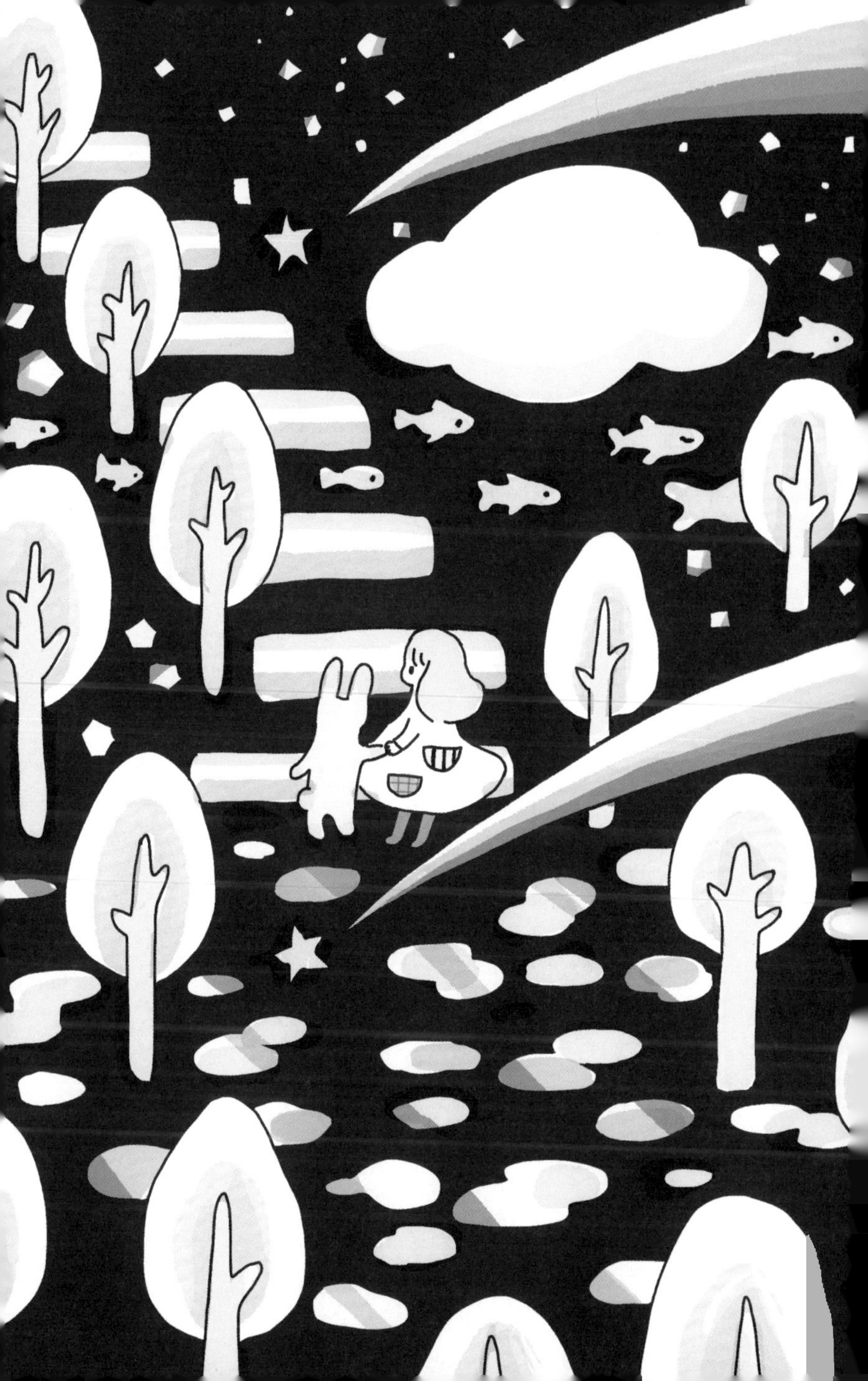

HEKOMANAI

37

100

電話やメール、SNSは自分のペースで

私たちは、スマホひとつでさまざまなコミュニケーションが取れるようになりました。電話やメールだけでなく、複数のSNSを使いこなすのが当たり前。そのために、24時間いつでも否応なしに誰かとつながっています。一緒にいて楽しい人や、好きな人とのやりとりは幸せな時間ですが、相手のペースでやりとりを続けていると、自分の時間がなくなっていきます。これが苦手な相手なら、大きなストレスになるでしょう。ストレスを感じれば、あなたの自律神経のバランスは乱れていきます。相手に流されるまま返信し続けると、体調にも影響が出てきます。

ですから、連絡がきたときでも、まずは深呼吸をして、自分の心を整えましょう。水を一杯飲むのもいいでしょう。そうしたら、できる限り自分のペースで返信すること。「23時以降は返信しない」といった自分なりのルールを決めておくことも大切です。相手のペースでコミュニケーションするのではなく、自分のペースで、を習慣にしましょう。

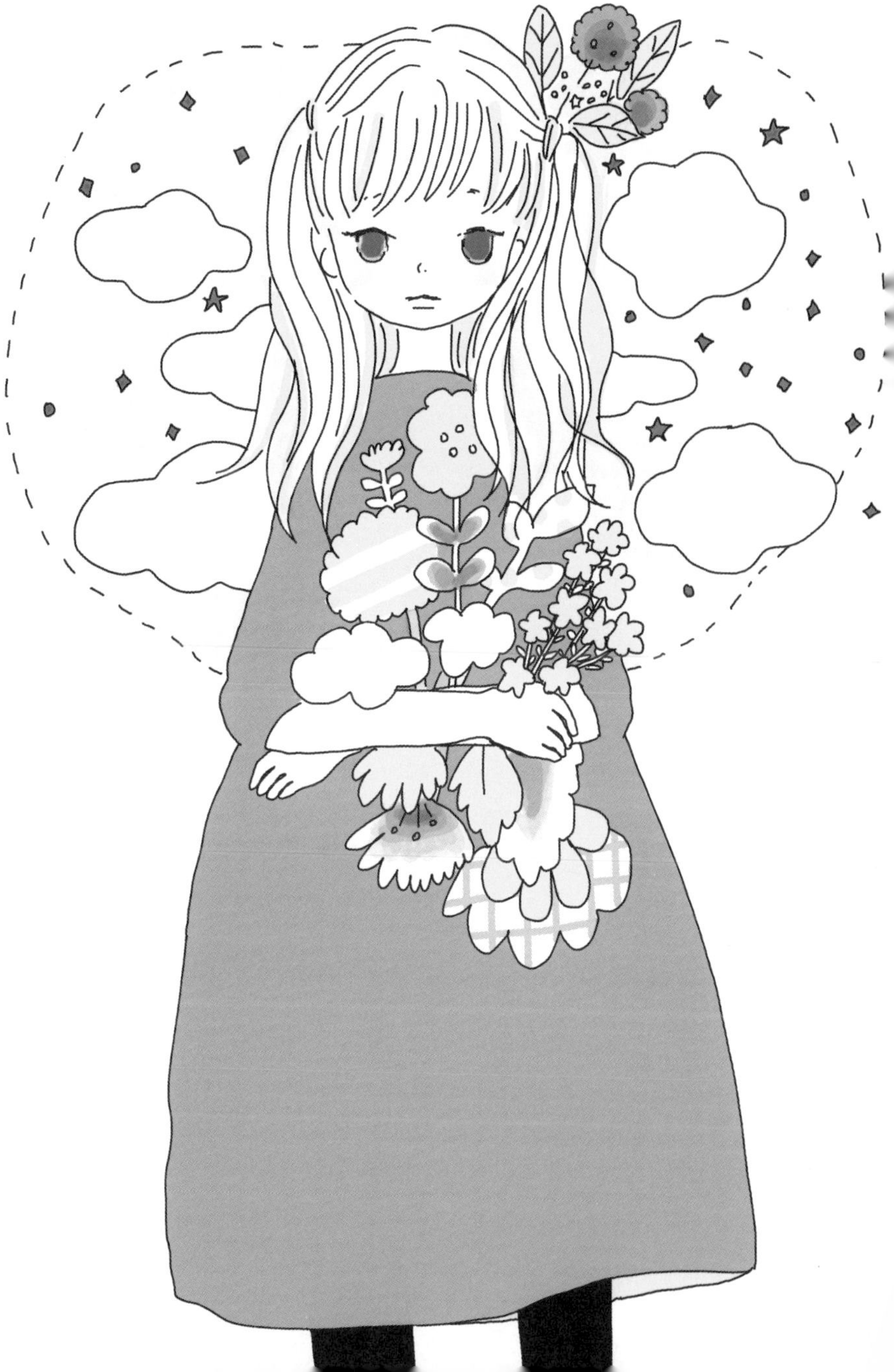

38

100

我慢が正しいと思わない

「私さえ我慢すればうまくいく」と、人にあわせた生き方ばかりしていませんか？　「ノーと言えずに残業する毎日を送っている」「自分の意見を言いたいのに、他人の目が気になって言えない」……。人生は我慢して生きていくのが「当たり前」ではありません。他人との関係性において、いつも自分が我慢していると感じるなら、それは健全な関係ではないのです。あなたの人生はあなただけのものです。

　もし、あなたの人生が残り一年と言われたら、今と同じ我慢した生活を続けるでしょうか。「〇〇すべき」「〇〇しなくては」というような言葉に縛られず、自由に大切な人と楽しく過ごしたいと思うはずです。わがままで自分勝手に生きることが正しいわけではありませんが、我慢しすぎる人生は、もったいないと思いませんか？　自分を苦しめるような人やことから距離を置き、自分を楽にしてあげるのも大切なことです。無理をしすぎて自分の心が壊れてしまう前に、少しずつでも、自分を解放してあげましょう。

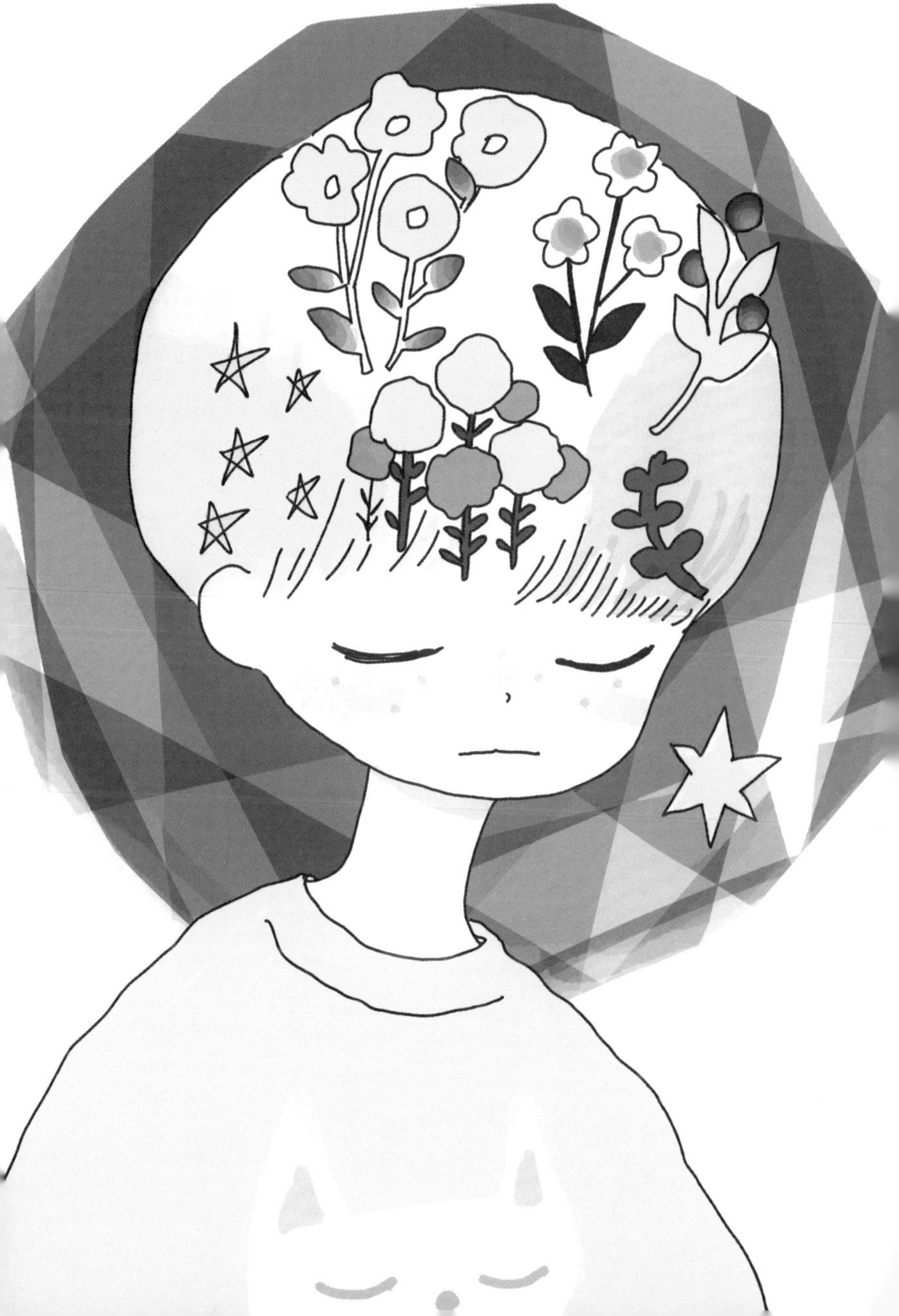

HEKOMANAI

39

100

他者貢献をする

「私なんてだめな人間だから」……。自己肯定感が低いと、いつも自分に自信が持てず、まわりの人と自分を比べては、自分のだめな部分を探して落ち込んでしまうことがあります。自分という存在は、誰かと比べて優れているとか劣っているというものではありません。今、ここにいるというだけで価値があるものです。ですから、できないことばかりだと嘆く必要はありません。

自分はだめだと考えてしまう人には、他者貢献をすることをおすすめします。アドラーの心理学でも、人が幸せになるための条件のひとつとして、他者貢献を挙げています。たとえば、電車で足の不自由そうな高齢の方に席をゆずったとします。そのとき「ありがとう」と感謝されると、とてもいい気分になりませんか？　これは自分で自分をほめているのと同じこと。こうした行動を繰り返していくことで、「私は人にやさしくできる人」というポジティブなイメージがついて、自分自身を好きになっていきます。

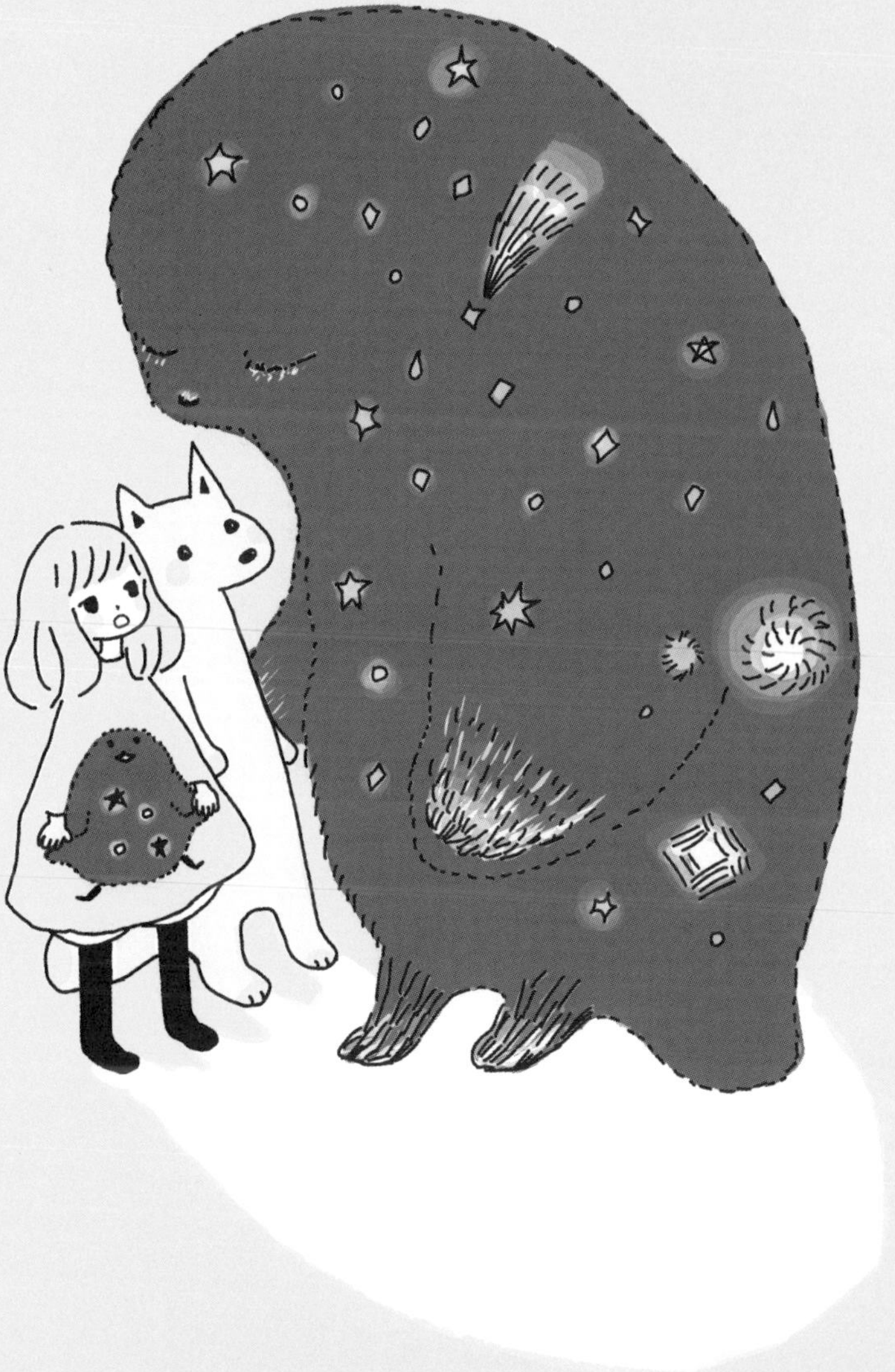

40

100

プラスの感情を口に出す

いつも物事を悪いほうにばかり考えてしまう、そんなネガティブ思考を変えたいと思いませんか？　でも、ポジティブ思考やネガティブ思考は、じつは遺伝である程度決まっているといわれていて、ネガティブ思考の人が無理に「前向きに考えなきゃ」と思っても、脳が混乱して余計にネガティブになってしまうことがわかっています。そんなときは、言葉のエネルギーを借りてみましょう。口に出す言葉をプラスのものに変えます。「最後はうまくいく」「大丈夫」「明日もきっといいことがある」、何か嫌なことがあった日でも、「これだけはうまくいったから大丈夫」というように、よかったことを見つけて口に出すようにします。人との会話でも、「ごめんなさい」や「すみません」より「ありがとう」とプラスの感情を口に出すことを習慣にしてみましょう。

使い続けているうちに、心にもプラスのエネルギーがたまっていき、少しずつ前向きな自分になっていることに気がつくはずです。

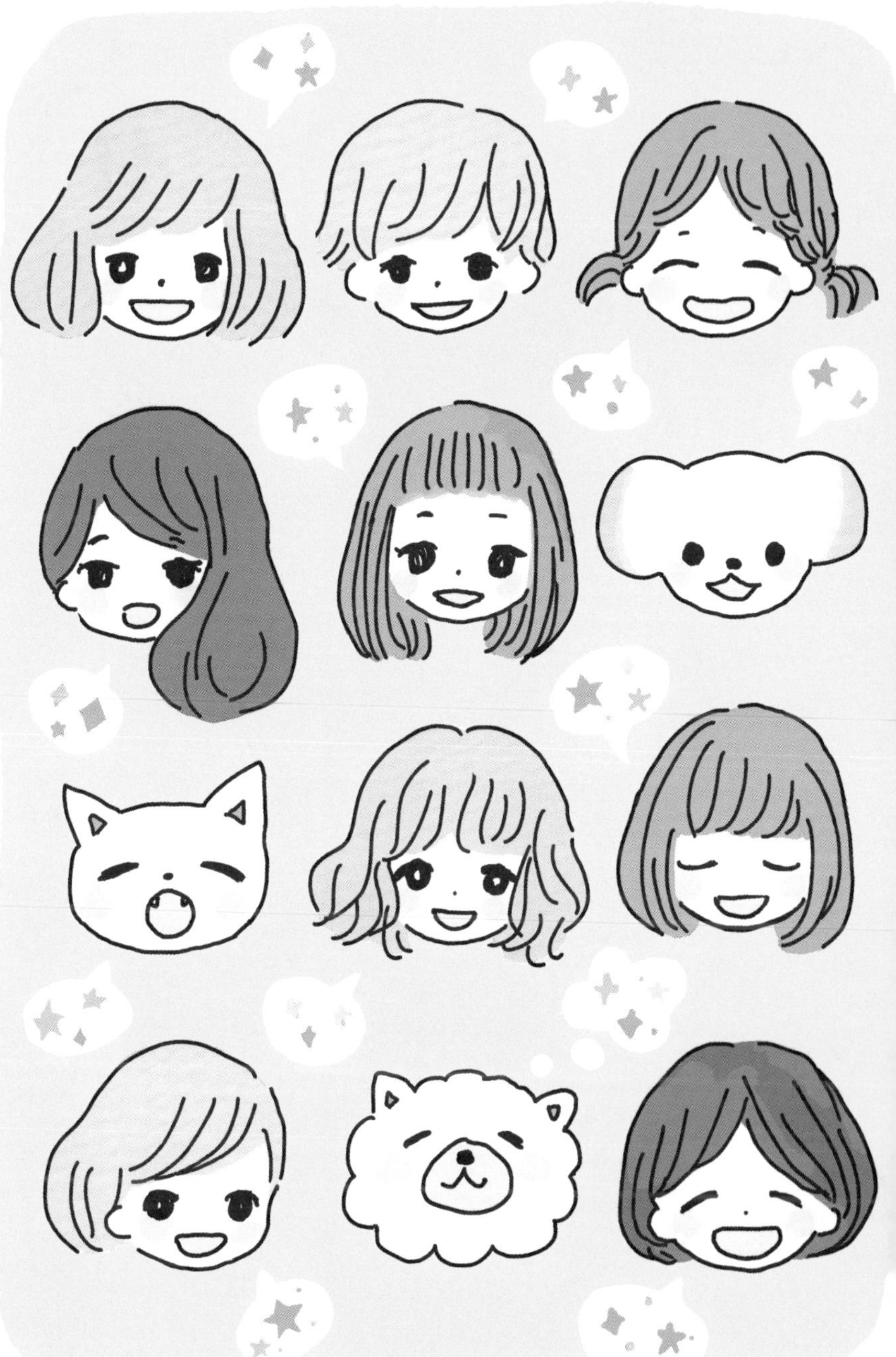

HEKOMANAI

41

100

決めたことはやりきって反省は後で

「今日はこのコーディネートで行こう」と決めたのに、外へ出てから「やっぱりなんかおかしかったかな」「靴は違うのにすればよかった」とグルグル考えてしまうことはないでしょうか。毎日のコーディネートだけでなく、仕事の場面や、友人や恋人との約束など、生活していると決断の必要な場面がたくさんあります。何かひとつ決めるたびにクヨクヨと考えてばかりでは、心が疲れきってしまいます。決めるまではじっくり考えてもよいですが、一度決めたら、もう迷わずにやりきりましょう。それが間違っていたとしても、その先に悩んだり腹の立ったりすることがあったとしても、それは、紙に書き出しておいたり、スマホなどにメモしたりして、一度忘れます。そしてやりきった後でそれを見返して、次はこうしようという反省をしましょう。決めたことには迷わない、という意識を持つだけで、心の整い方も変わってきます。

これを習慣にしていくと、反省する機会も少なくなっていくでしょう。

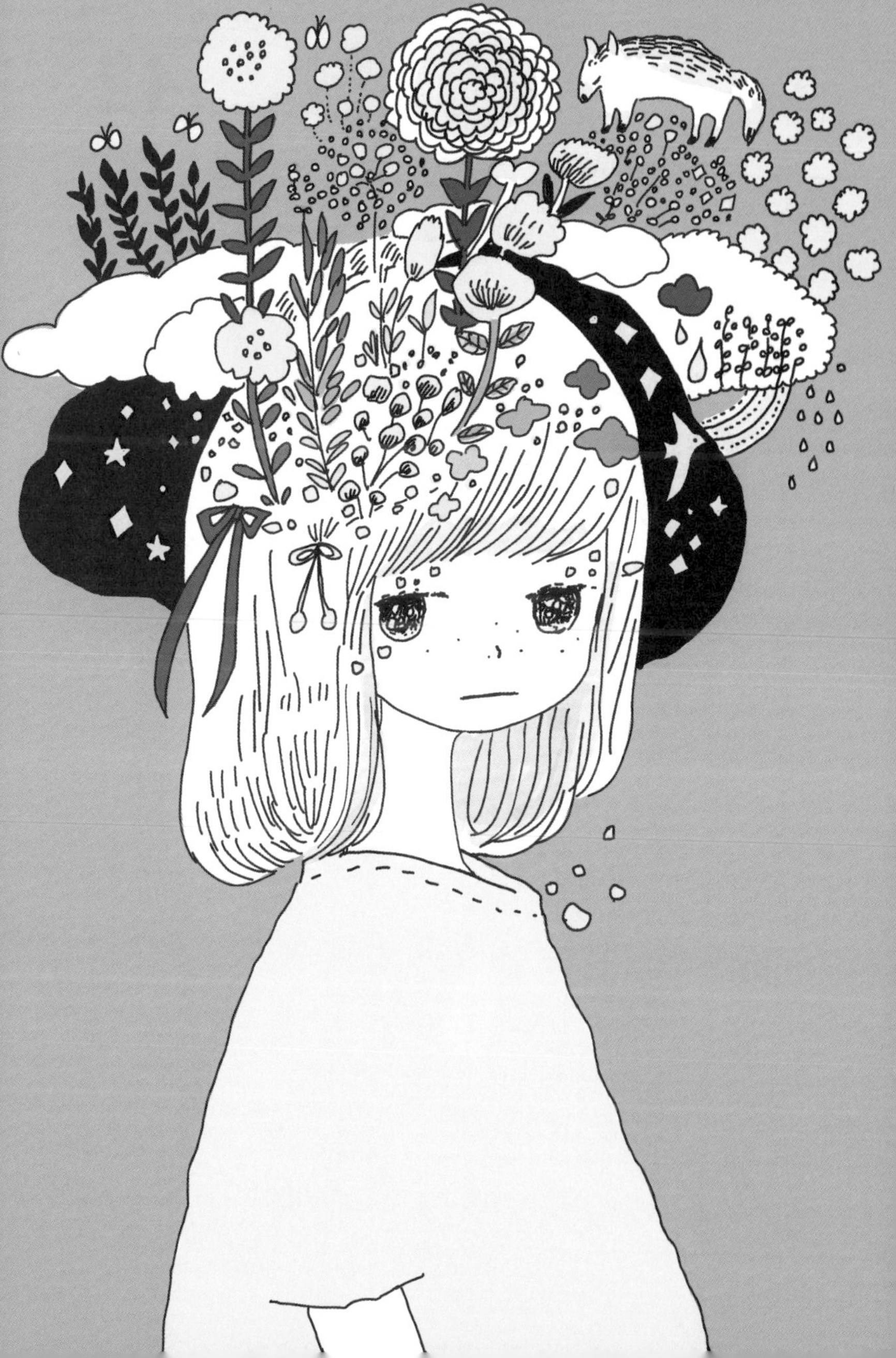

HEKOMANAI

42

100

完璧主義をやめる

物事を0か100か、白か黒かでしか判断できないのは完璧主義の考え方です。「失敗は許されず、常に100点満点を取らなくてはならない」とか「常識的に考えて○○しなければならない」というのは完璧主義の人が陥りやすい思考。恋愛でも、ちょっと連絡が遅くなっただけで「私のことが嫌いになったのかもしれない」と思うのは、0か100かの思考です。世の中にはあいまいでグレーな部分があふれています。むしろあいまいなことがほとんどといってもいいでしょう。

同じ人でも意見が変わることもあれば、間違うこともあります。悪い日があればいい日もあるように、人生すべてが悪いことばかりではありません。完璧主義の人は、悪いことは大きく、よいことは小さく考える思考パターンを持っています。小さなミスが大失敗、成功がただのまぐれになってしまう。

そんなときは、一度物事の全体を眺めてみましょう。いつもの「決めつけ」をいったん外してみると、意外と世の中は楽しく感じられるものです。

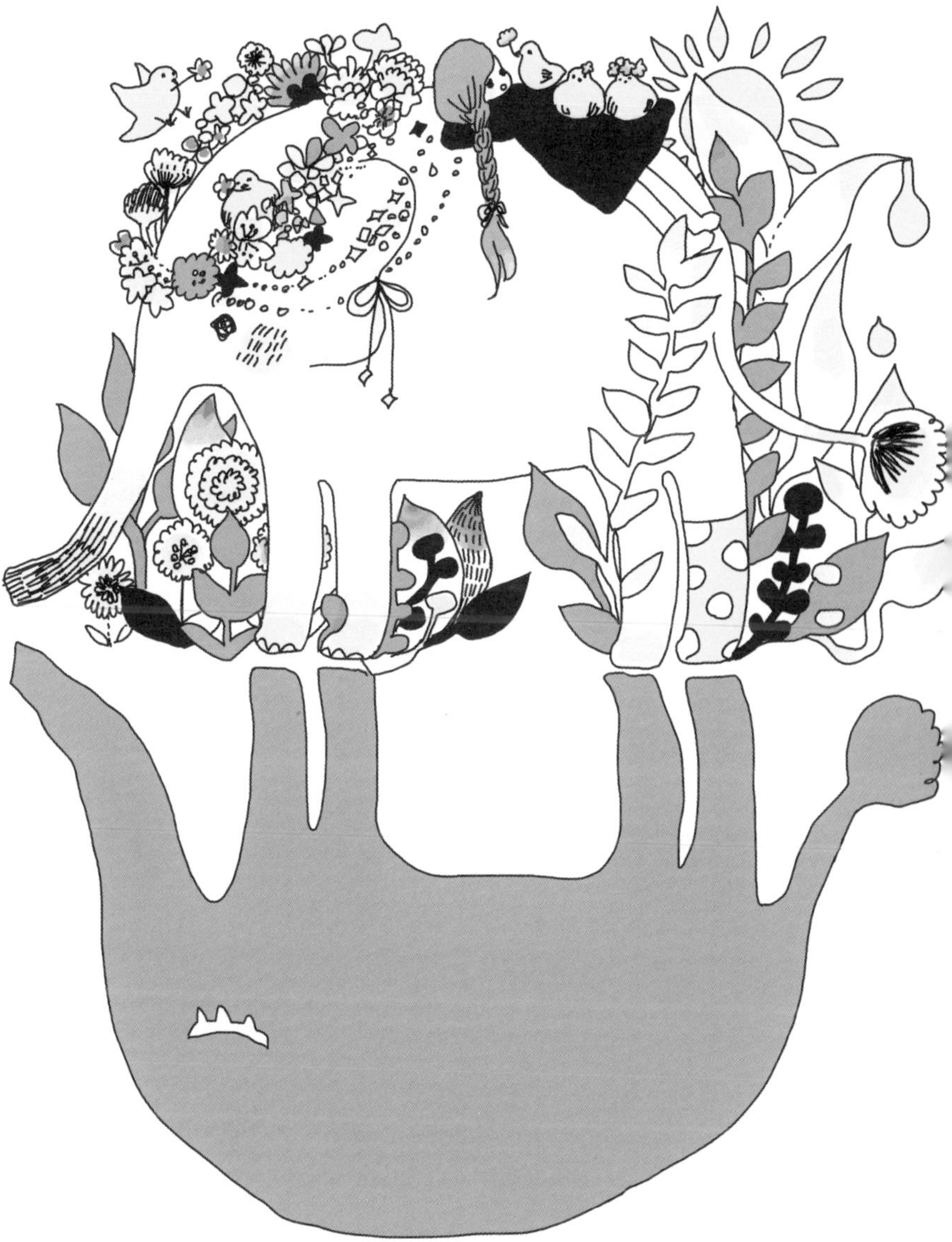

HEKOMANAI

43

100

なんでも自分に関連づけない

後輩が仕事で失敗しているのを見たとき、「自分が助けてあげなかったからだ」と思ってしまうことはありませんか？　悪いことが起こったとき、自分にはまったく関係のないことなのに自分のせいにするくせはもうやめましょう。自分の失敗を他人のせいにしてしまう人は困りますが、なんでもかんでも自分に関連づけていては心が消耗してしまいます。

他人ができなかったことに、責任を感じすぎてはいけません。特に管理職や教職、福祉職のように人を支える仕事についている人は、こうした思考に陥りやすい傾向があります。

他人は、たとえば同じ場所で働いているなど、なんらかの関わりがあったとしても、自分と同じではありません。それぞれが持っている常識も違います。自分が100%の影響を与えることは、たとえ親子であってもできないことです。あなたが関わったとしても、その後輩は失敗していたかもしれません。自分は自分、他人は他人と冷静に切り離して考えましょう。

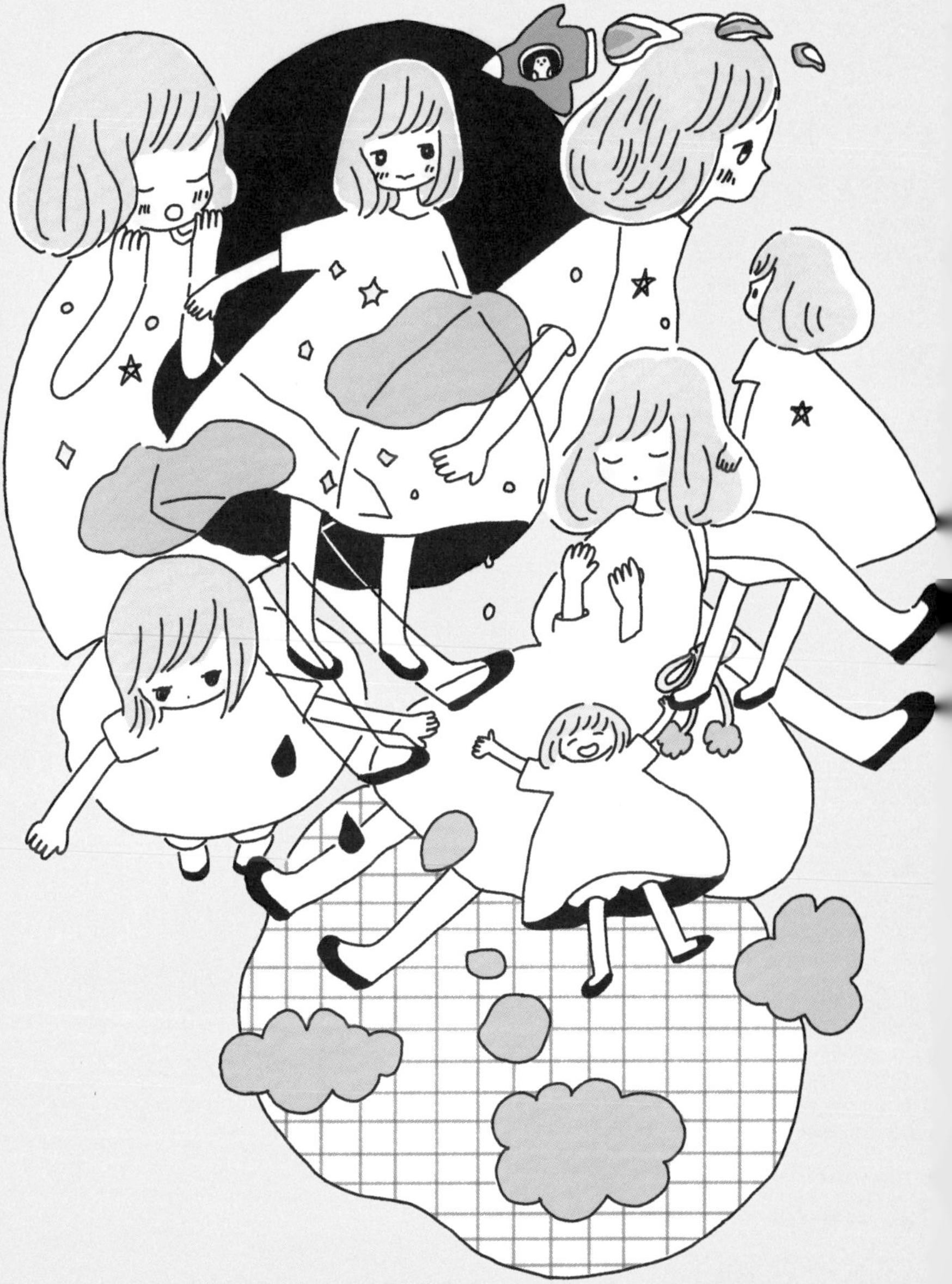

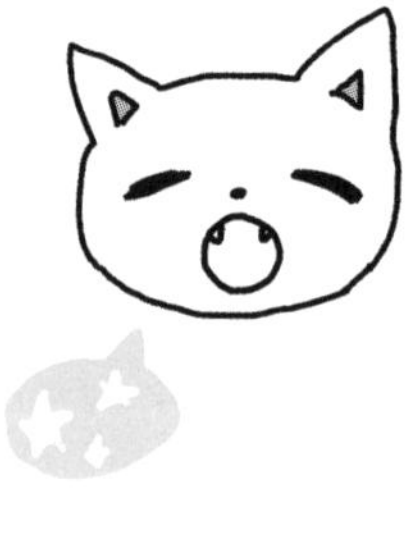

HEKOMANAI
44 - 62
100

4 章

「やる気が起きない」を整える習慣

HEKOMANAI

44

100

起きたらカーテンを開けて朝日を浴びる

朝、目が覚めたらすぐにカーテンを開けて、朝日を浴びましょう。朝日を浴びると、体内時計がリセットされ、やる気スイッチがオンになり、心も体も活動モードに入るということは**1**(22頁)でも触れましたね。ポイントは、全身で光を浴びること。太陽のエネルギーが全身にしみわたるようなイメージを持って浴びましょう。同時にストレッチをして体をゆるめてあげるとよりいいでしょう。

最近は眠ることに特化したホテルに、起きる時間にあわせて朝日を浴びられるよう、カーテンが自動的に開くシステムが備わった部屋もあるようです。これを自宅に導入するのはさすがに難しいですが、できれば遮光カーテンを使わずに、朝日の光で目が覚めるようにしておくと、16時間後にはメラトニンという睡眠ホルモンが分泌されて、夜は自然と眠りにつけるようになります。朝日を浴びるだけで、体内時計のリズムも、自律神経のバランスも整うのです。なかなか外出できないときでも、せめて朝日を浴びて心と体を整えましょう。

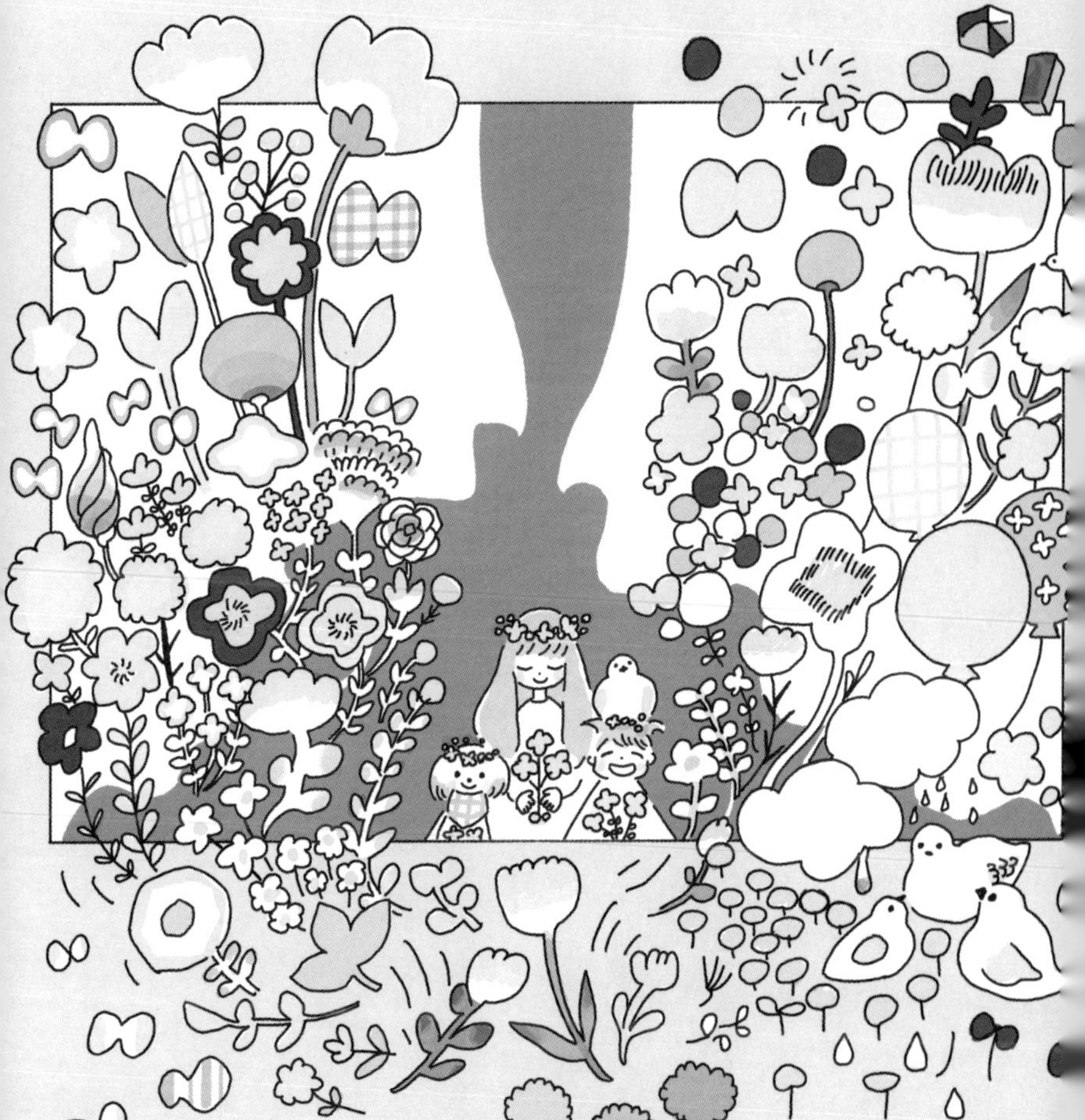

HEKOMANAI

45

100

1分間瞑想でリラックスする

緊張しているときや、疲れを感じたときは、ぜひ1分間瞑想を試してみてください。瞑想は、「今この瞬間に集中する」こと。何も考えずに、目を閉じてゆっくりと深呼吸をしてみましょう。鼻から息を吸い、口から吐くときには緊張や力も息とともに吐き出すイメージを持ちます。頭の中にいろいろなことが思い浮かんでも、それを深追いせず、思い出したことだけを受け止めてみます。たとえば「またプレゼンで失敗したらどうしよう」という思いが浮かんでも、それはそのまま受け止め、次のことは考えないようにします。思い出したことをいい悪いでジャッジしないことが大切です。

自分の思考を観察して、客観的に見られるようになると、だんだん心も落ち着いてきます。できれば静かな場所で、ゆったりした服装で行うのがいいですが、外出先や職場ならトイレなどでもいいでしょう。このようなプチ瞑想を続けていくうちにストレスが抑えられて、リラックスするのを感じられると思います。また、瞑想は集中力を保つのにも効果的です。

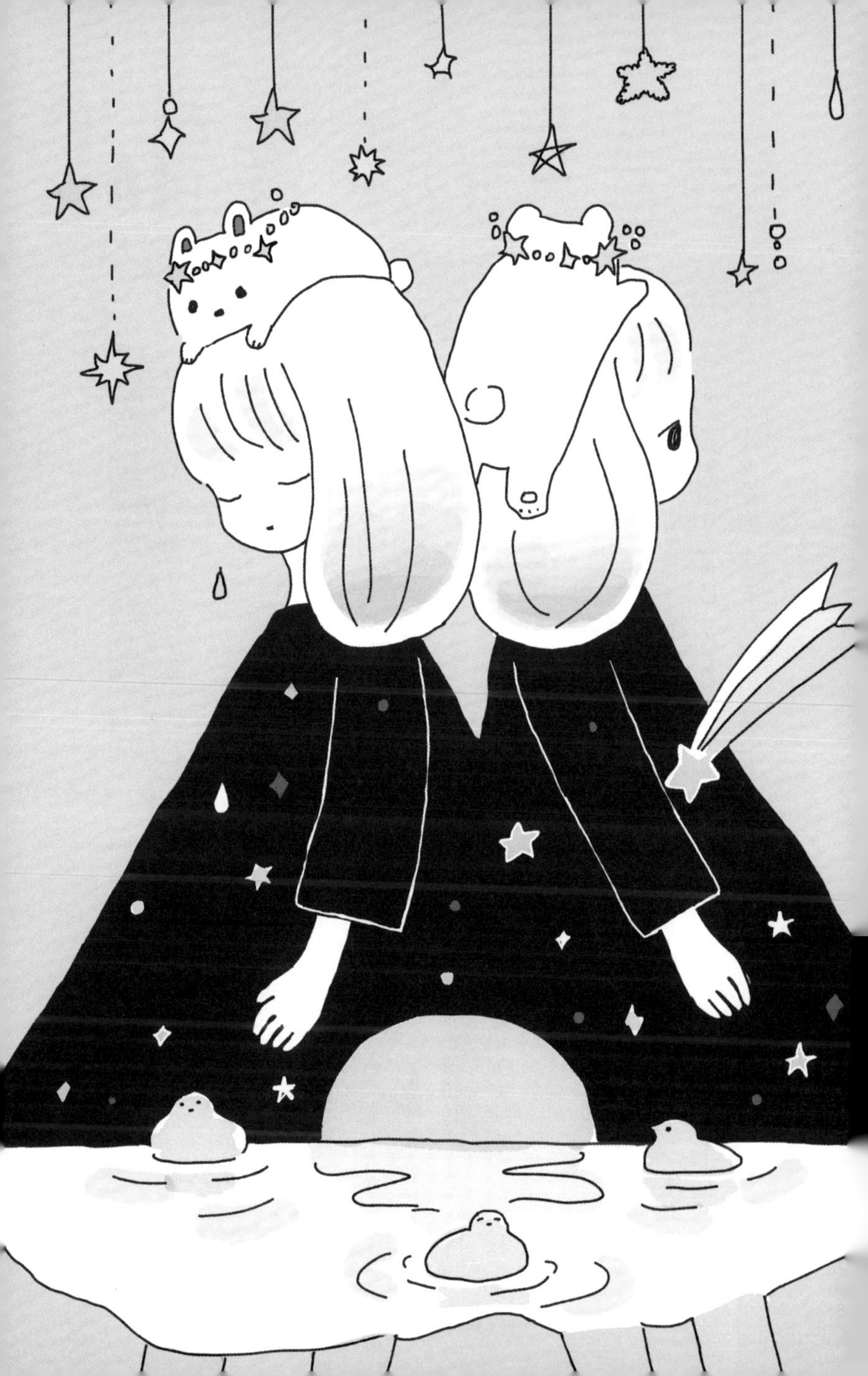

46

100

30分程度の昼寝をする

ランチ後に睡魔に襲われる経験、よくありますね。コーヒーを飲んだり、ミント系のタブレットを口にしたり、眠気を覚ますためにさまざまな抵抗をしていることでしょう。この眠気は、食べたものを消化するために、副交感神経の働きが高まることで起こります。あまりにも眠いときは、ぜひ無理せず30分程度の昼寝をしましょう。30分程度なら目覚めもよく、その後の仕事にも影響が出ません。むしろ「パワーナップ」と呼ばれ、疲労回復にとても効果があることがわかっています。ですから、集中力や学習能力が上がり、午後も効率よく仕事ができるのです。

昼寝をするなら、できるだけ光を遮って暗い場所でしましょう。電気を消せない環境ならアイマスクなどで遮光する工夫を。また、コーヒーなどに含まれるカフェインの効果は30分くらいで現れるので、昼寝からの目覚めをよくするためには、寝る前に飲んでおくといいでしょう。30分が無理な場合は、目を閉じてボーッとするだけでも脳を休ませることができます。午後も効率をよくするために、試してみてください。

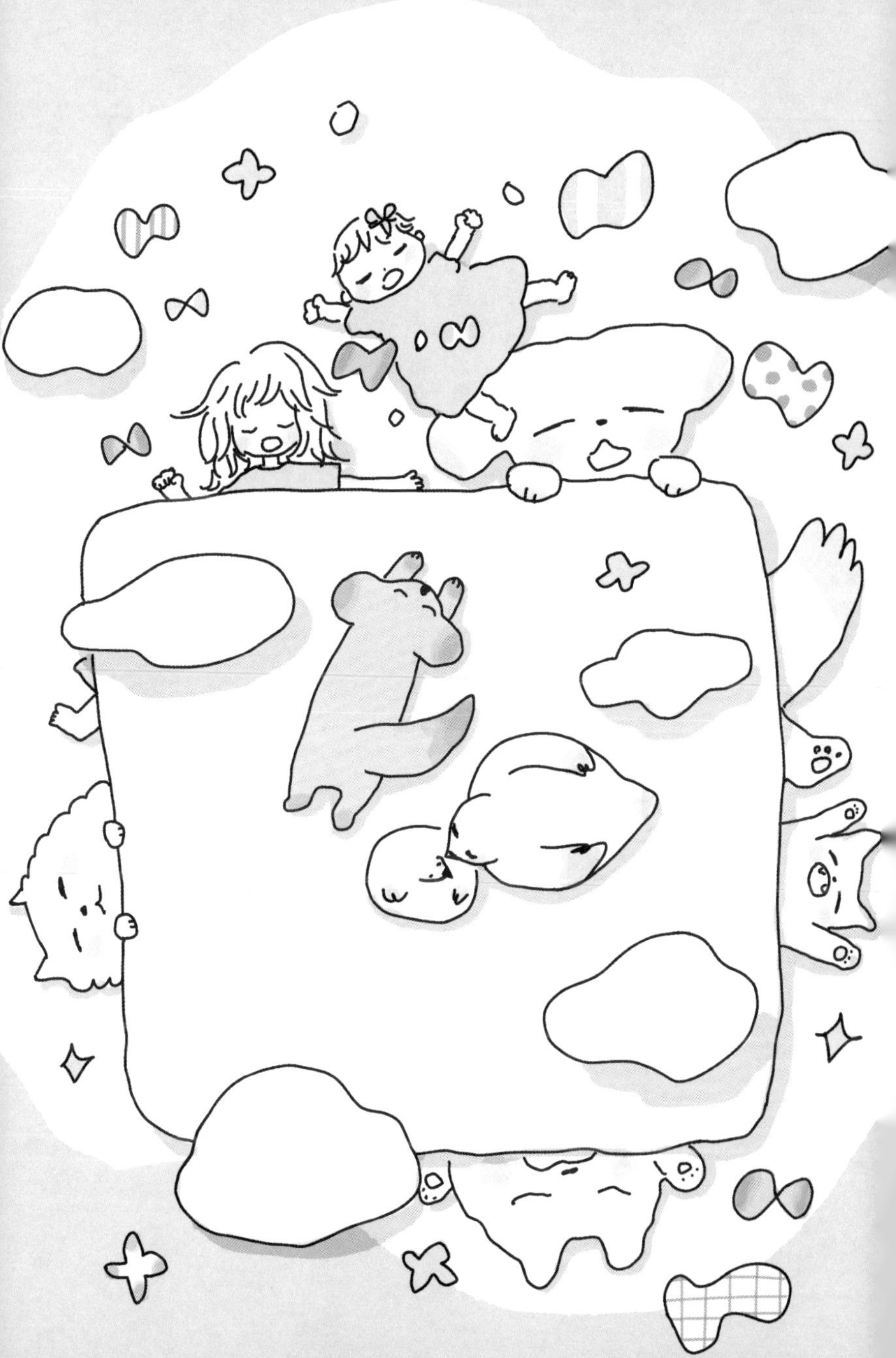

47

100

低ＧＩの炭水化物を摂る

糖質制限ダイエットはブームが続いています。とりあえず主食を抜こうと、お米やパン、麺などは徹底的に抜いてダイエットに励んでいる人もいるかと思いますが、極端に減らすことはおすすめしません。というのも、お米など主食になる炭水化物は、体のエネルギー源となる大事な栄養素。不足すると、体力が落ちて疲れやすくなり、脳のエネルギーが足りなくなって集中力や思考力が落ちてきます。糖質が不足すると、記憶力が落ちることもわかってきていますし、それだけでなく、血管の老化まで早まるといわれているのです。

「でもダイエットしないと……」という人は、ぜひ低ＧＩの炭水化物を。たとえばそばや玄米、全粒粉のパンやパスタ、オートミールなどが低ＧＩです。白いものよりも茶色い食べ物のほうが、ＧＩ値が低いと覚えておくとよいでしょう。ＧＩ値が高いものは血糖値が急激に上がり、眠気が起こりやすく、頭もぼんやりしがちです。ダイエットに気を奪われすぎないよう、脳にも体にも上手にエネルギーを補給しましょう。

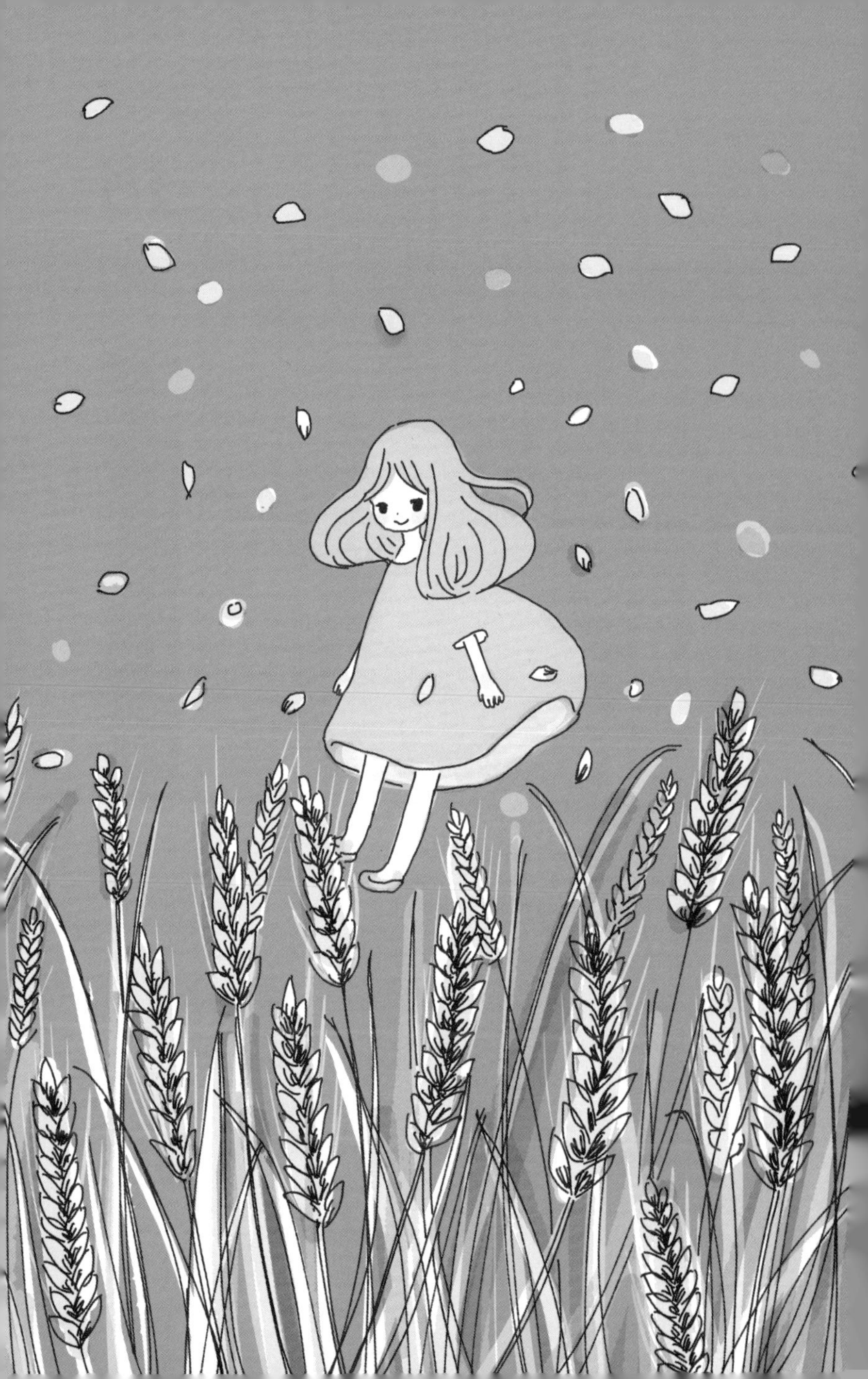

HEKOMANAI

48

100

間食を上手に利用する

夕方頃になるとお腹が空いてきて、仕事にも身が入らなくなることがあります。ダイエットのために間食はしないという人もいるかもしれませんが、これからはぜひ積極的に間食をしてください。これまでのダイエットは、カロリー制限、油の制限、糖質の制限……「制限」ばかりでした。人は「食べてはだめ」と言われると、かえってそれに執着して食べたくなってしまうものです。間食は、正しく摂ればドカ食いが減り、むしろ太りにくい体になります。少しお腹を満たせば、気分も落ち着き、集中力も戻ってくるでしょう。

そのために、間食＝おやつという考え方をなくし、ごく軽い食事、という考え方をします。たとえば、ヨーグルトやチーズ、ゆで卵、魚肉ソーセージなどのたんぱく質が豊富なものや、野菜スティックなどがおすすめです。特にくるみなどのナッツ類は栄養価が高く、腹持ちもいいので、間食に向いています。「おやつにスイーツ」は、たまのごほうびとしてとっておきましょう。

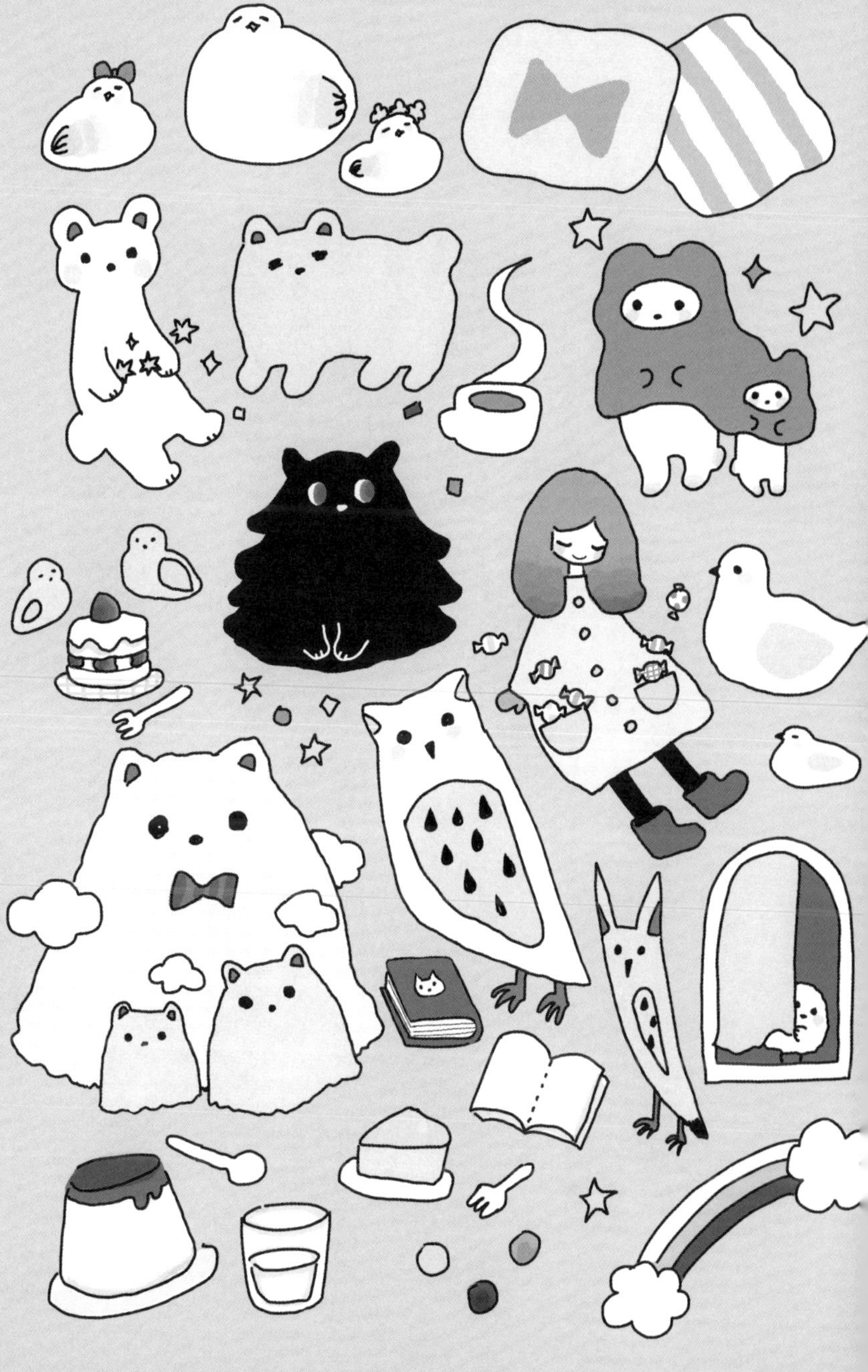

49

100

大豆食品を摂る

豆腐や豆乳、納豆などの大豆食品は、女性ホルモンに似た役割をしてくれるイソフラボンが豊富なので、女性にとって強い味方です。意識して摂るようにしている人も多いのではないでしょうか。大豆には、イソフラボンのほかにもトリプトファンというアミノ酸が豊富に含まれています。これは、幸せホルモンであるセロトニンを作るもとになるもの。憂うつなときやなんだか元気が出ないというときにはぜひとも摂ってほしい食品です。

食べるときは、よく噛んで食べましょう。消化をよくするだけでなく、噛んでリズムを刻むことで、さらにセロトニンが増えるのです。だいたい一口で20回、5分以上かけてゆっくり食べるように意識してみてください。そしてどんなに忙しくても、一日に一度は、食事だけに集中できるような時間を作れると、よりセロトニンの分泌も増えていきます。**2**（24頁）でも触れたようにトリプトファンは、乳製品やナッツ、卵、バナナなどにも含まれています。憂うつなときは、食事のメニューに取り入れてみましょう。

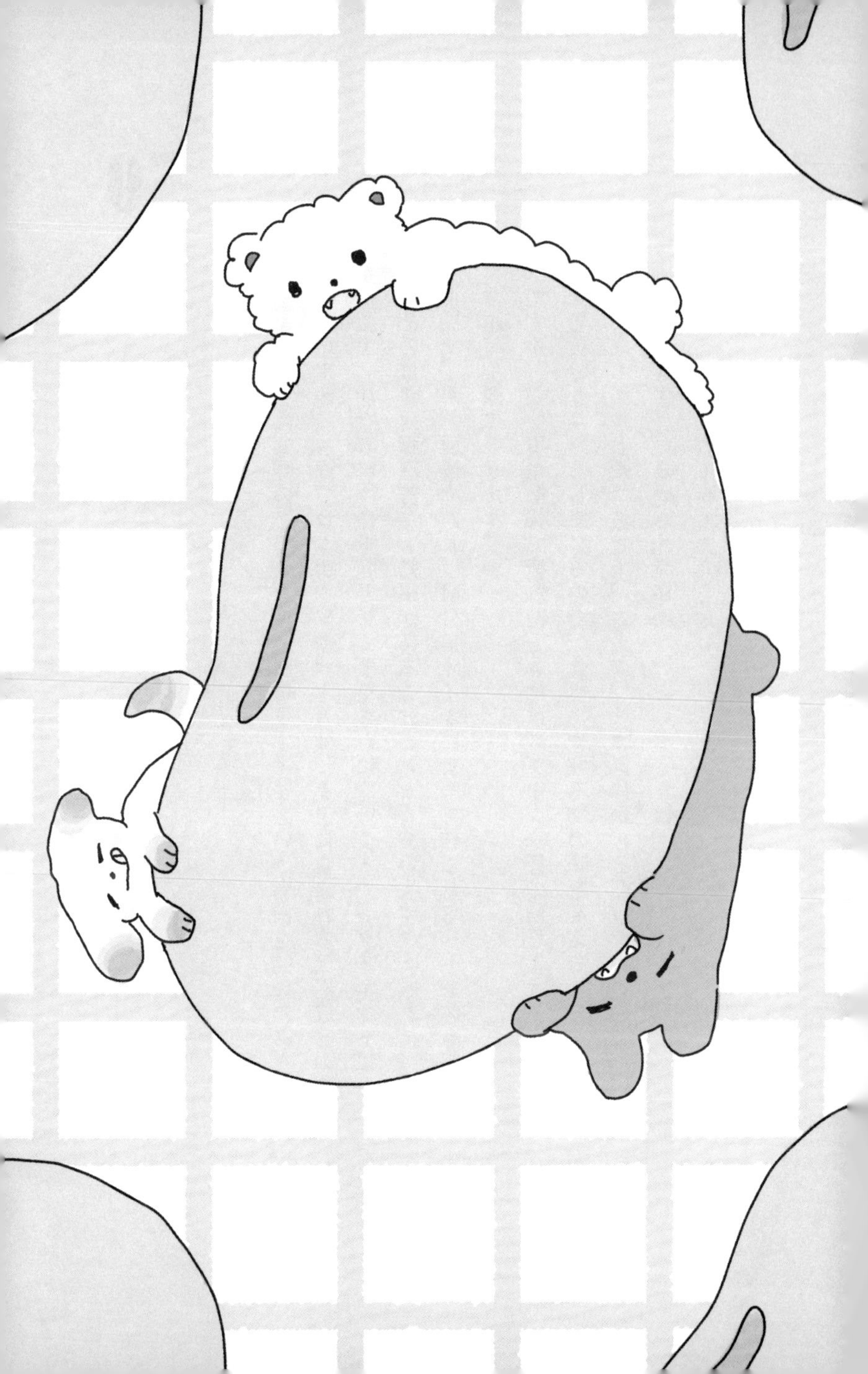

HEKOMANAI

50

100

ＭＣＴオイルを摂る

健康や美容に興味のある人なら、ＭＣＴオイルという名前を聞いたことがあるでしょうか。ＭＣＴオイルは、ココナッツやパーム種子などに含まれる天然成分のみで作られたオイルです。油なのに体に脂肪として蓄積されにくいことで、ダイエットにもいいと話題です。そのほか、脳疲労にも効果があることがわかっています。一般的に、脳の栄養源はブドウ糖ですが、適量であればＭＣＴオイルによって作られるケトン体も脳にとって強力なエネルギー源になります。

ですから、仕事や勉強で疲れたときにはスプーン一杯のＭＣＴオイルを摂りましょう。無味無臭でサラッとしているので、食べ物や飲み物の味を変えることなく摂ることができます。ヨーグルトやコーヒー、スープ、サラダにかけるだけでいいので、いつでも気軽に摂取できます。いまいち元気が出ないというときは、エネルギー供給源としてぜひＭＣＴオイルを取り入れてみてください。

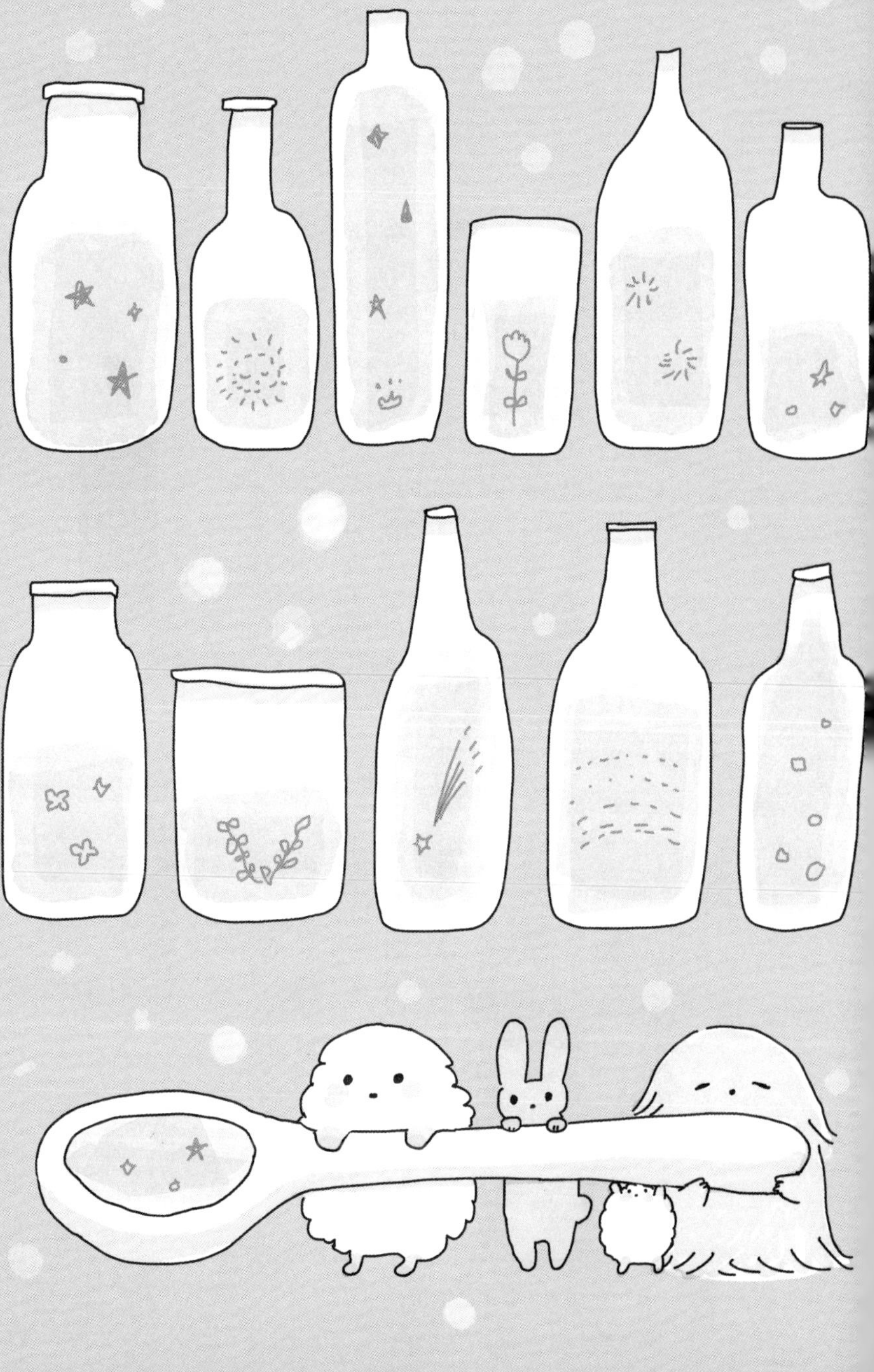

HEKOMANAI

51

100

青い色を見る

仕事や勉強のときに使う文房具やパソコンのデスクトップはどんな色ですか？　自分の好きな色を中心に選んでいる人が多いと思いますが、集中力がないと悩む人には、青色がおすすめです。青色は、心を落ち着かせるホルモンのセロトニンを分泌させて、集中力を高める効果があるといわれているからです。仕事の締め切り間際や、試験が間近に迫っているときなどは特に効果を発揮。青色のものを見て、深呼吸をしてから仕事や勉強を再開しましょう。青色だけでなく、青緑や水色など、青系の色であれば同じ効果が期待できるので、ぜひ積極的に取り入れてみてください。

また、青色を見ることで分泌されるセロトニンには、食欲を抑える効果もあります。食べすぎが気になるという人は、お皿やテーブルクロス、ランチョンマットを青系の色にしてみましょう。逆に赤色はエネルギーをもたらしてくれ、精神的に満たされてしまう効果があるので、集中力が必要なときにはおすすめしません。

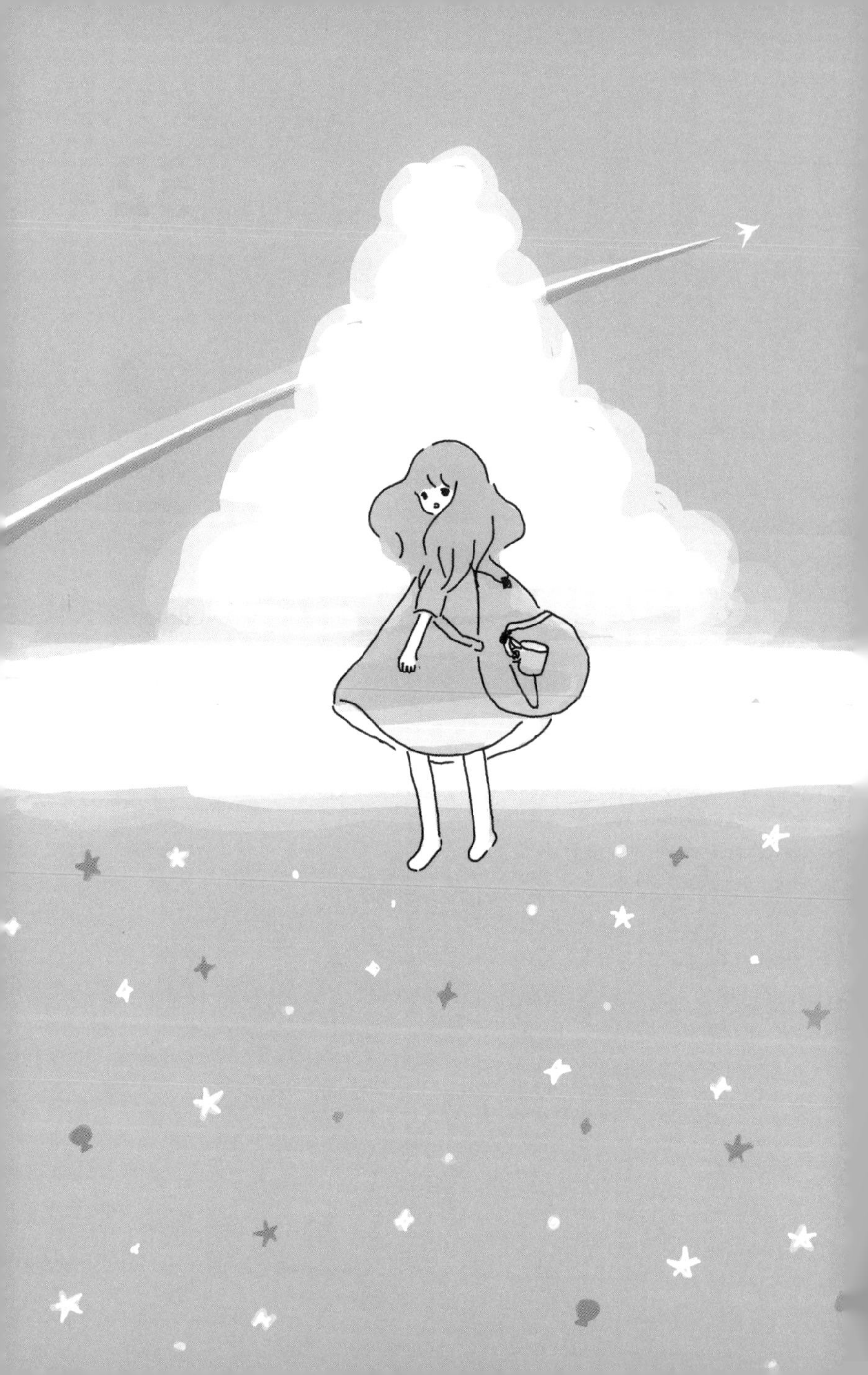

HEKOMANAI

52

100

制限時間を決めて取り組む

集中して仕事をしようと思ったものの、「もしこんなことが起きたらどうしよう」とか「スケジュールを考えると、別のことに取りかかったほうがよかったのでは？」などと余計なことばかり考えて、いまいちやる気が起きない、目の前のことに集中できないというときがあります。女性は男性に比べると、一度にさまざまな物事をこなすことのできるマルチタスクな人が多いのですが、そのせいで、ひとつのことに集中しにくいという場合があります。

集中してやる気を出したいときは、制限時間を決めます。人が深く集中できる時間は、15分程度。この3倍の45分程度が人間の集中力の限界だといわれています。小学校の授業時間が45分なのもこのためです。同じ作業を続けるにしても、45分くらい経ったら一休みしましょう。制限時間を決めることで気持ちも落ち着き、やる気と集中力が出てくるはずです。そうすると、今までと作業時間が同じでも、より効率的にこなしていけるでしょう。

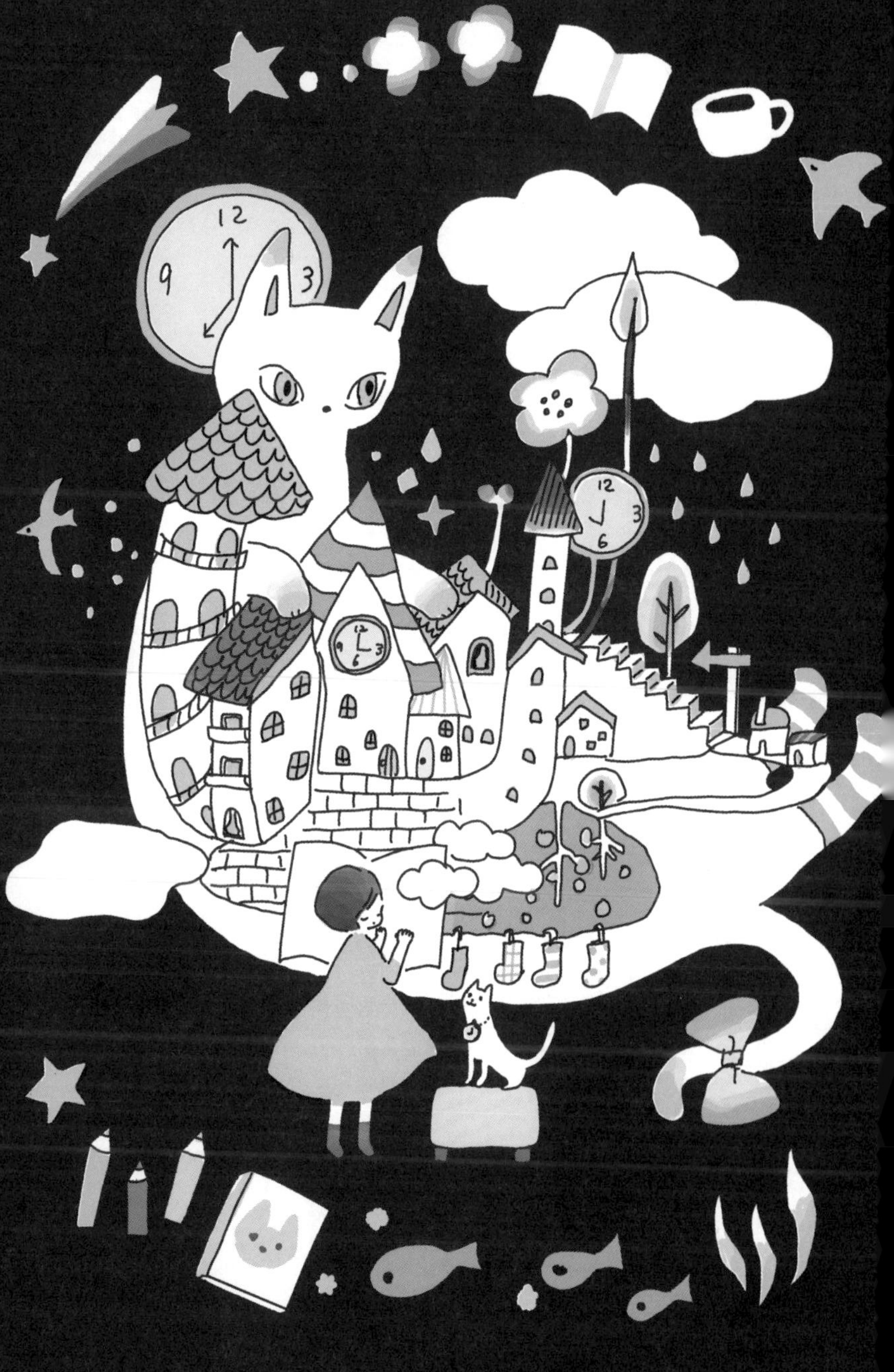

HEKOMANAI

53

100

天気が悪い日は明るい色の服を選ぶ

天気の悪い日は、気持ちも憂うつになります。最近は「気象病」という言葉も知られるようになり、天気の悪い日は調子が悪いと感じる人も増えてきました。これは、天気によって自律神経の働きが異なるために起こります。晴れの日は交感神経の働きが優位になりますが、雨の日は副交感神経の働きが優位になって、体が休息モードになるのです。

とはいえ、天気が悪いからというだけで仕事を休んだりするわけにもいきません。そんなときは、明るい色の服を着て、やる気スイッチをオンにしましょう。**51**（１２８頁）でも触れたように、赤はエネルギーをもたらしてくれる色で、冷え対策にも使えます。また、オレンジはあたたかい高揚感を表す色で、不安やプレッシャーを取り除く効果があります。太陽の光に近い黄色は楽しい感情を起こしてくれる色で、理解力や記憶力、判断力を高めるといわれています。明るい色の服は抵抗があるなというときは、下着や靴下などでも大丈夫。明るい色を身に着けておくことで、やる気がわいてくるのを感じるはずです。

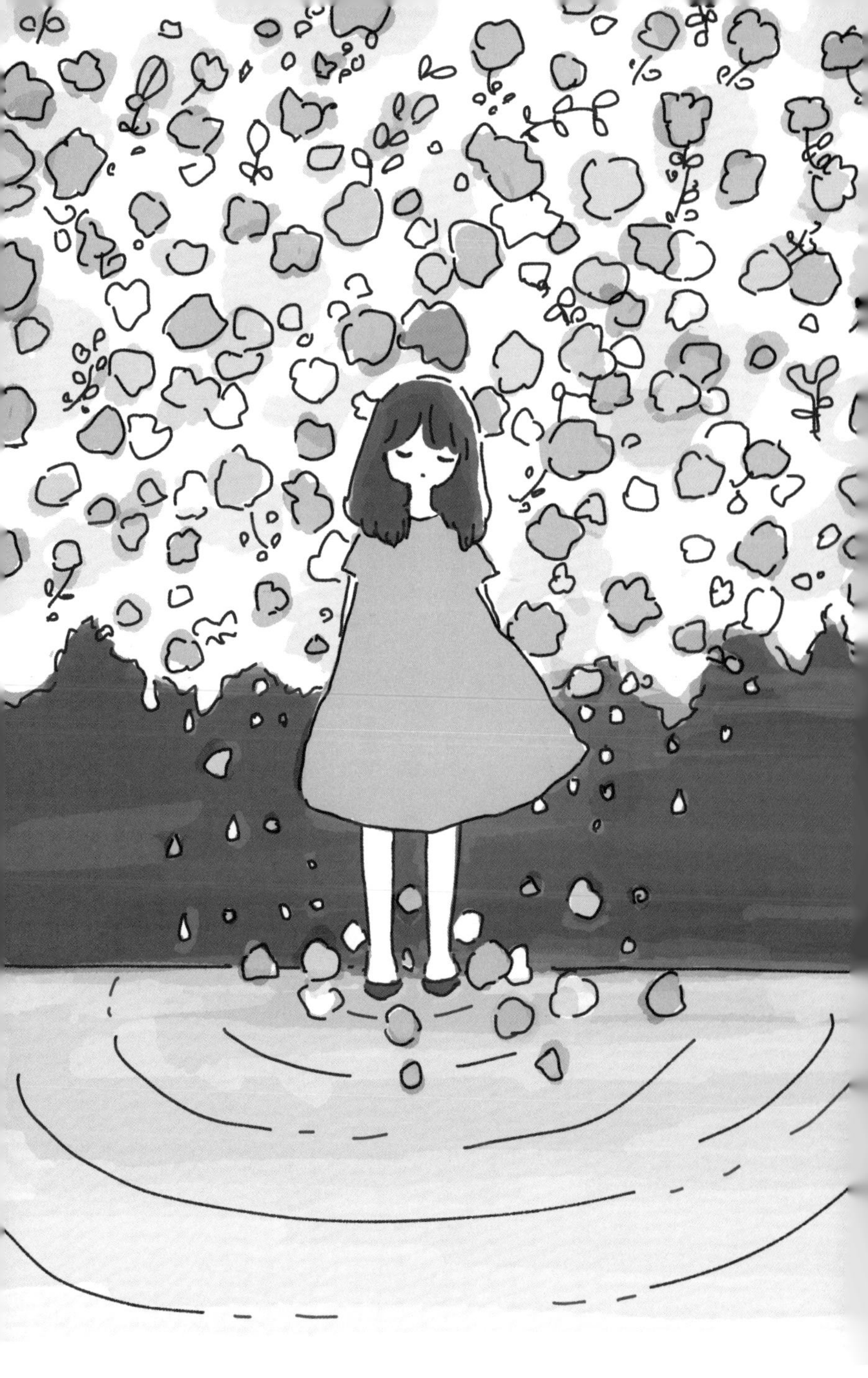

HEKOMANAI

54

100

今していることを意識する

やる気が出ないときは、目の前のこと以外のことを考えてしまいがちです。仕事中なのに食べることや週末の予定のことを考えたり、ネットニュースを見て思考をそらしたり……。そんなときは、今、していることを意識してみましょう。たとえば、食事中に箸でごはんをつまんで口に運ぶとき、心の中で「今、お米を食べている」と意識するのです。水を飲むときも「今、水を飲んでいる」、顔を洗っているときも「今、顔を洗っている」と意識します。くだらないと思うかもしれないですが、ちょっとしたことでも「今○○をしている」と意識してその行動に集中するだけで、集中力が高まっていくのです。

こうしたひとつひとつの行動を意識していくと、次第に仕事でも無駄なことを考えずに、目の前のことに集中できるようになってくるはずです。心を無にするというのはとても難しいことですが、今していることを意識していくだけで、集中力は身についてきます。

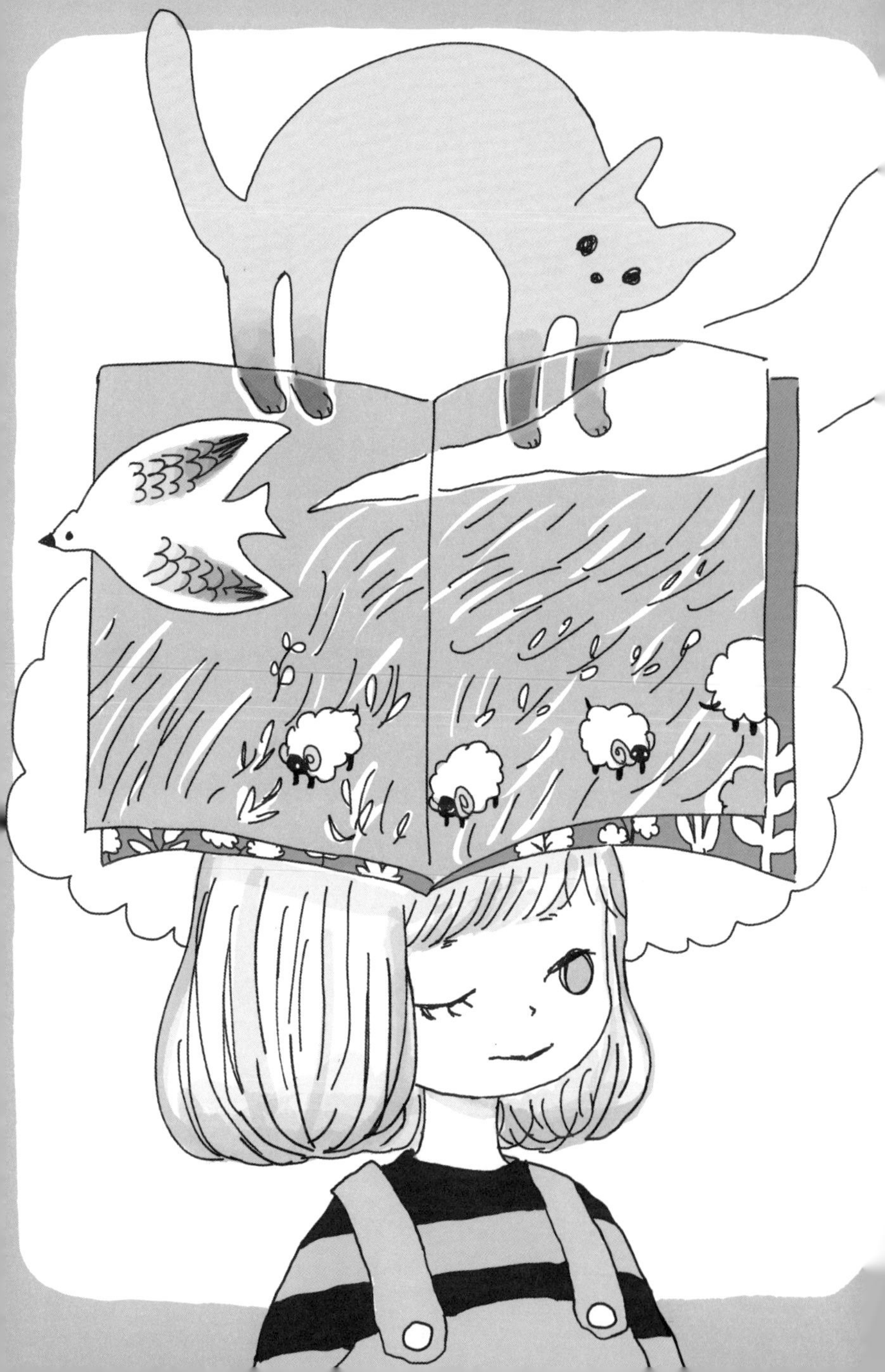

HEKOMANAI

55

100

頭ではなく手を動かす

「やらなきゃいけないことがたくさんあるのに、なかなかやる気が出ない」という日は、気持ちを切り替えようと思っても、簡単にはいかないものです。こういうときは、とりあえず頭を使うのではなく、手を動かしてみましょう。たとえば、紙の資料をファイリングする、デスクまわりを整理する、封入作業をする……、なんでもいいので、とにかく手かを動かすようにします。よく、大きな仕事の前に、なぜかデスクまわりを片付け始める人がいますが、じつはとても理にかなった方法です。

調子がいいときは、少しくらい片付いていなくてもあまり気にならないものですが、やる気が出ないときほど、ちょっとしたことが気になってしまったりしませんか？　それなら、無理にパソコンの前でやる気が降りてくるのを待っているよりも、手を動かすのが得策です。手を動かすことで、血のめぐりがよくなって自律神経のバランスが整うので、心と体が集中しようと準備を始めてくれます。

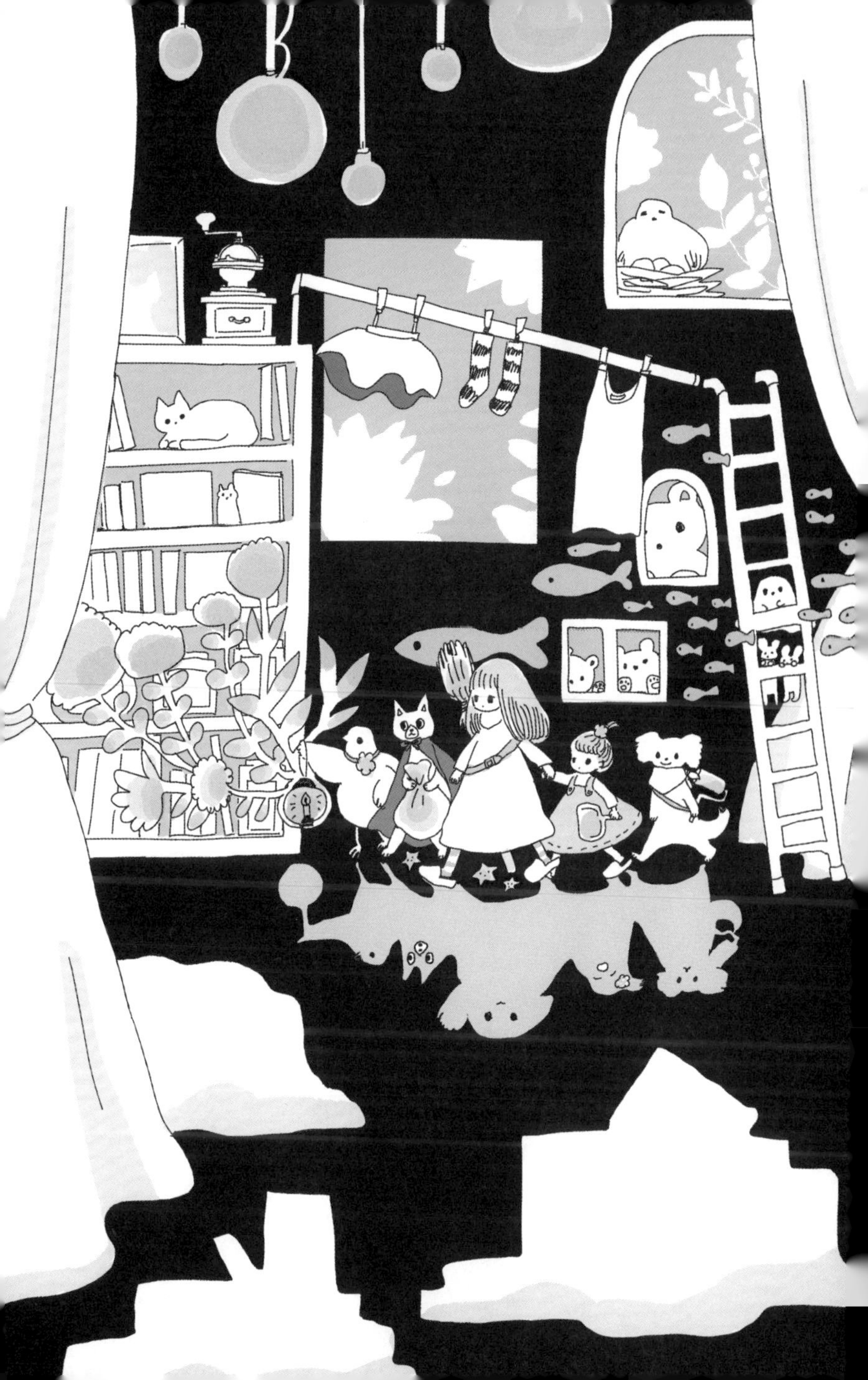

HEKOMANAI

56

100

とりあえずその場で立ち上がる

みなさんは一日にどのくらい座っていますか？　リモートワークが増えたことで、以前よりも座っている時間が増えたという人も多いのではないでしょうか。じつは日本人は、世界でも有数の「座っている国」。世界20カ国の調査では、日本はサウジアラビアと並んで一日7時間と、もっとも多く座っていました。長時間座っていると、血のめぐりが悪くなり、代謝も落ちます。デスクワークの人はむくみに悩むことも多いでしょう。血のめぐりが悪くなっている証拠です。ずっと座ったままだと、脳に十分な酸素や栄養が行かなくなるため、ボーッとして、集中力も落ちてきます。

しかも、怖いことに1時間座り続けるごとに、余命が22分縮まるという研究データもあり、8時間以上座っていると死亡リスクも高くなるといわれています。健康のためなのはもちろんですが、集中したいときこそ、1時間に1回程度は席を立って休憩をしましょう。簡単なストレッチをして水を一杯飲む、までできたら最高です。

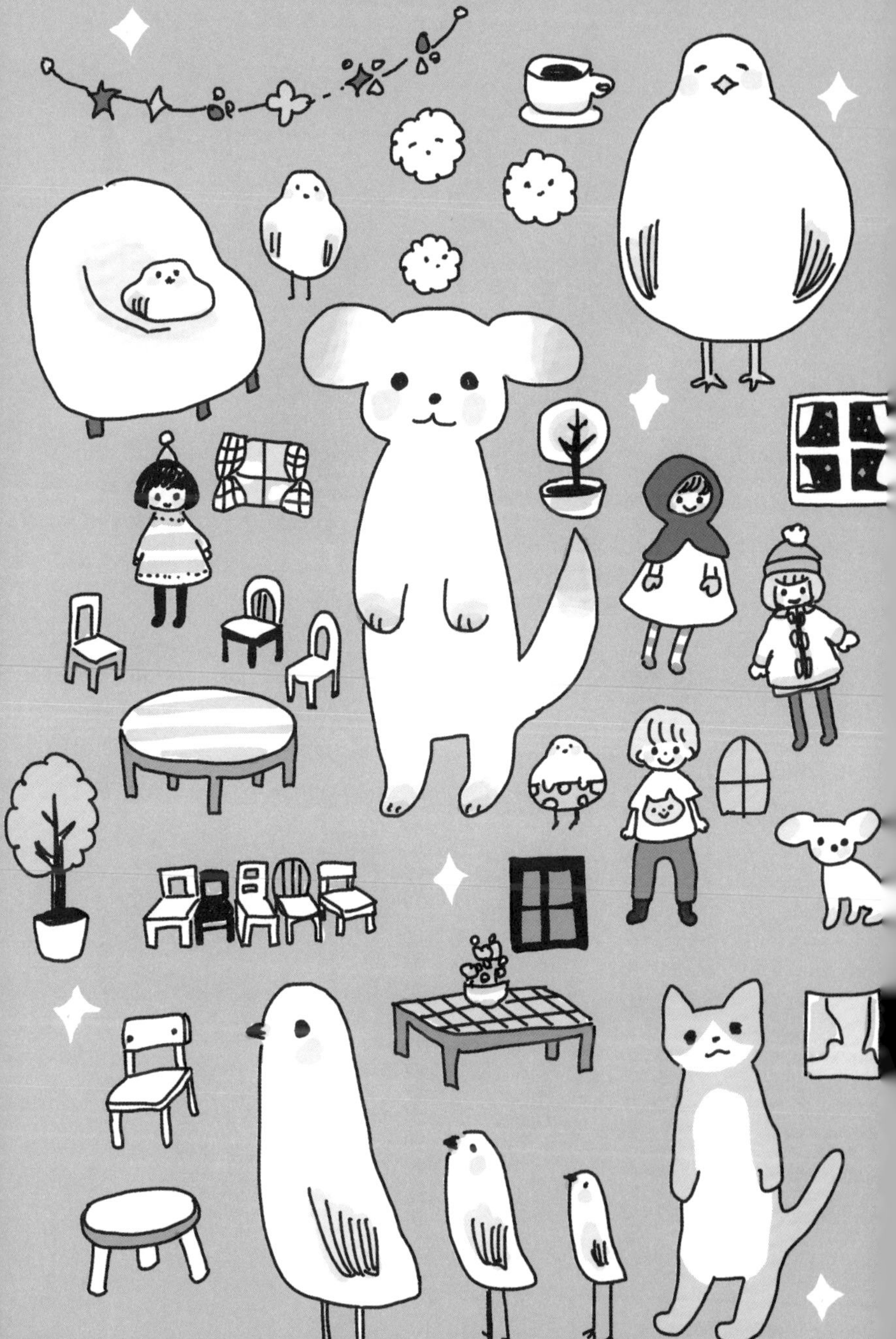

HEKOMANAI

57

100

よく使うものは定期的に新しくする

私たちの生活は、朝起きてから夜寝るまで、だいたいパターン化していることがほとんどです。朝起きて仕事をして、終わるとごはんを食べて、お風呂に入って眠る……。ルーティンをこなすだけの毎日で、生活に飽きている人も多いのではないでしょうか。

そんないつもの暮らしに新しい流れを取り入れるために、よく使うものを定期的に新しくしてみましょう。スマホや服に靴、コスメ、お財布、キッチングッズやインテリアなど、なんでもいいと思います。新しい服を着ている日は、ちょっとウキウキしませんか？　そのウキウキは、ドーパミンの刺激によるもの。このちょっとしたウキウキがあるだけでやる気が出て、一日を幸せな気持ちで過ごせるはずです。

よく使うものなら、金額は関係ありません。ボールペン1本でも構いません。小さな変化が、やる気を大きくしてくれるはずです。

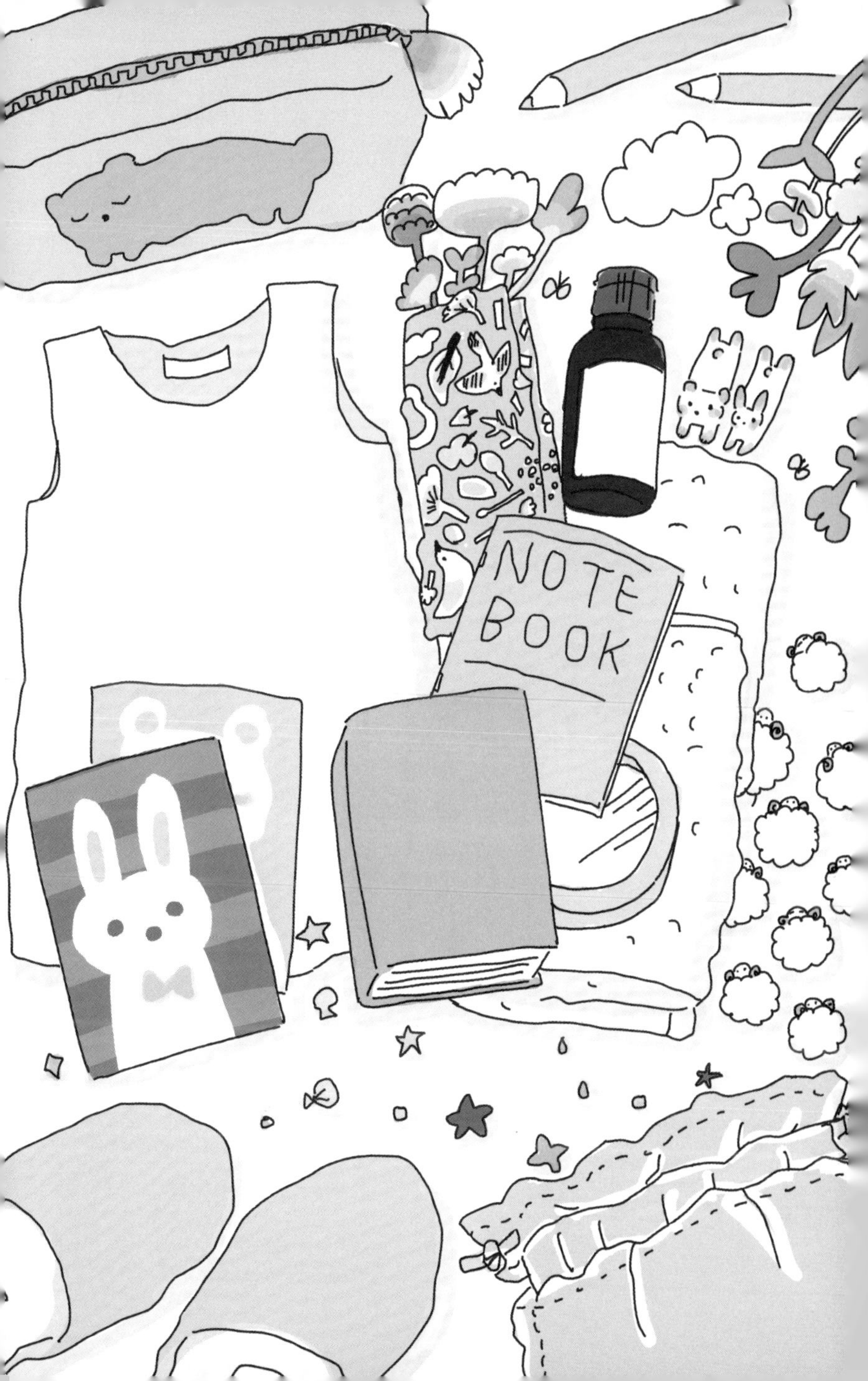
NOTE
BOOK

HEKOMANAI

58

100

アラームを使う

学校に通っていた頃は、朝礼から始業、終業をチャイムが知らせてくれていました。当時を思い出すと、チャイムによって気分がリセットできていたと思いませんか？　でも、リモートワークをしていると、どうしてもだらだらと過ごしてしまいがちです。そんなときは、チャイムの要領で、アラームを活用してみましょう。

まずは朝起きるときに鳴らして、次に鳴ったら朝食、次に鳴ったら着替え、次に鳴ったら仕事を始める……。仕事を続けているとだんだん疲れてくるので、休憩すると決めた時間にもアラームを設定しておいて、鳴ったら間食を挟んだり運動をしたりすると、やる気が続き、生活のリズムが整ってきます。実際に私は、一日あたり何十個というアラームを使っています（笑）。アラームごとにリセットする意識を持つと集中力が続き、意外と仕事も早く片付きます。だらだらして時間だけが過ぎてしまうことが多いという人は、ぜひアラームを活用して、生活リズムを整えてみましょう。

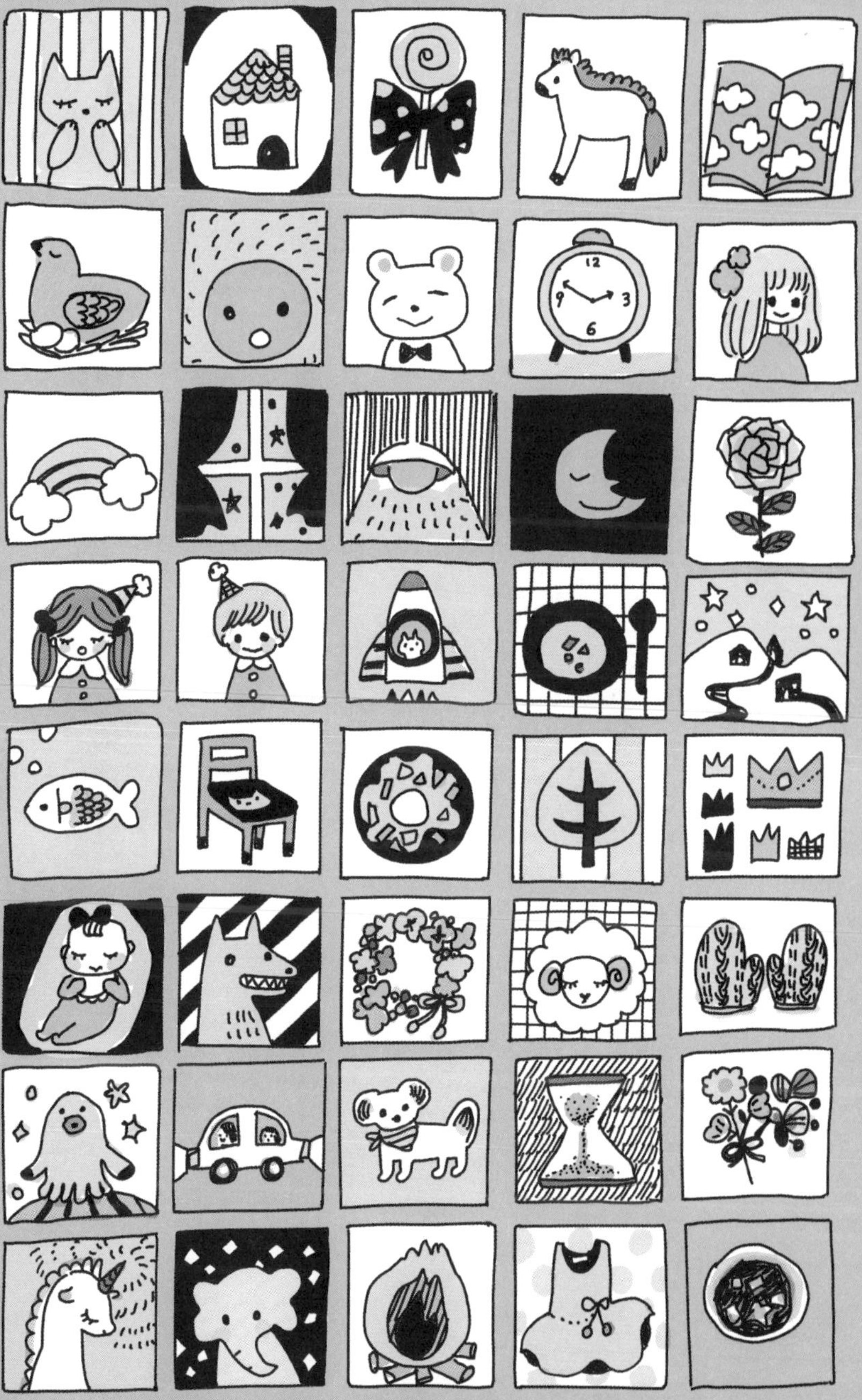
12
9
3
6

HEKOMANAI

59

100

いつもと違うことを積極的にする

やる気ホルモンのドーパミンは、楽しさやうれしさ、ポジティブ思考や集中力アップのような感情や思考、それと理性や意識などにも関係しています。お酒やたばこ、ギャンブルなどでもドーパミンは過剰に分泌されてしまうので、それらをやめられなくなってしまうという弊害が起きてしまうこともありますが、ドーパミンとうまくつきあうことができれば、やる気スイッチも増えていきます。そのためのおすすめが、新しいことに挑戦してみること。新しいことをすると、脳が刺激されます。

新しいことといっても、難しく考えなくて大丈夫です。たとえば通勤に使う道をいつもと違う道にしてみる、買い物をするスーパーを違うお店にしてみるなど、簡単なことでいいと思います。それだけのことでも脳は新鮮さや達成感を得て、活性化するといわれています。やる気がなかなか出ないと感じるときは、いつもと少し違ったこと積極的にして、脳に刺激を与えてみましょう。

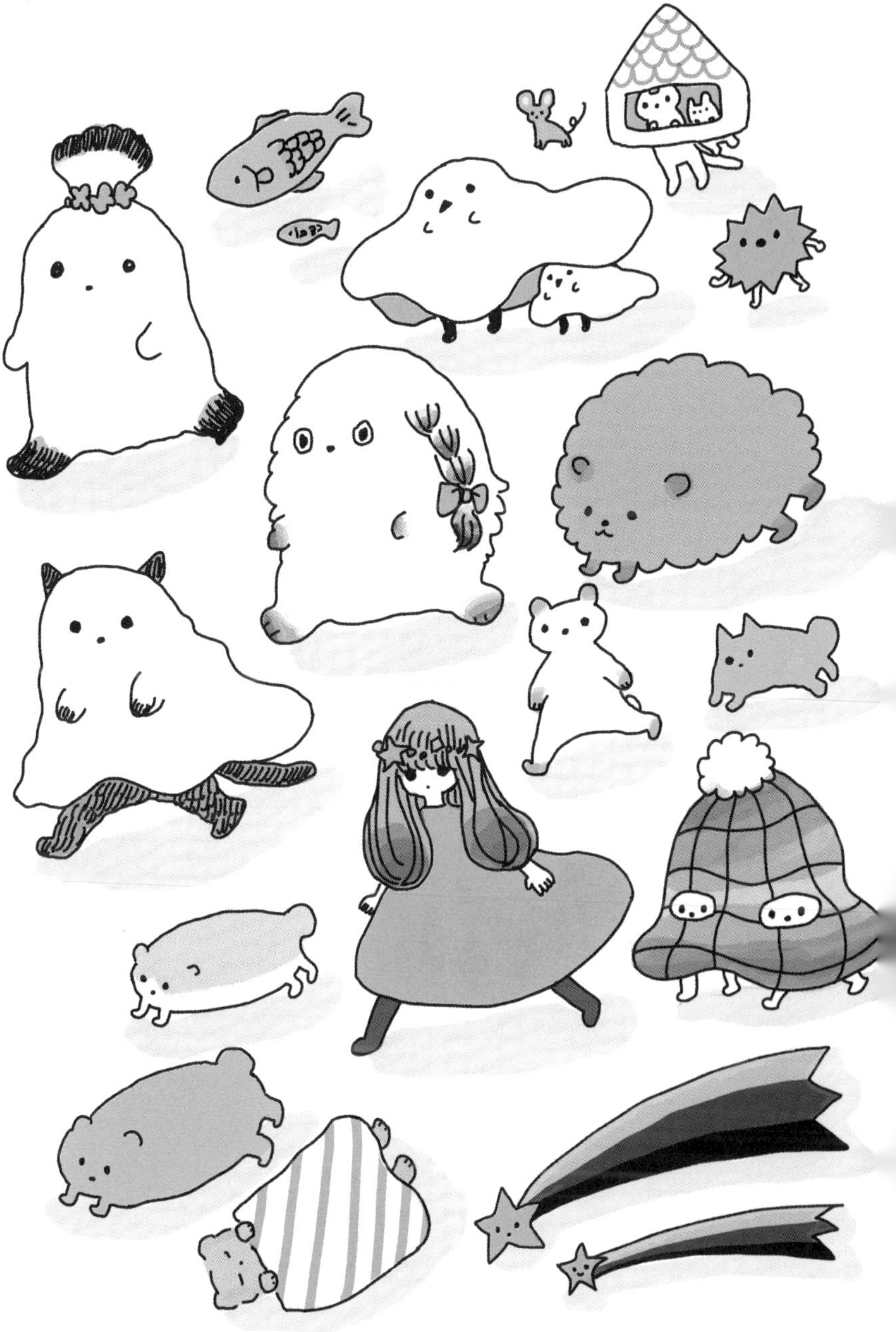

HEKOMANAI

60

100

ボーッとしている自分の状態を確かめる

集中して仕事をした後や、映画や舞台を食い入るように観た後などに、頭がボーッとするような感覚を覚えることはありませんか？　もしくは、「ボーッとしていたいな」と思うことがあるのではないでしょうか。じつはこのように、集中した後にボーッとしている時間も、脳は休むどころか、むしろ活発に働いていることがわかっています。活発に働いているといっても、何かを考えたり、覚えたりしているわけではありません。ボーッとしている時間で脳は、その中にあるさまざまな領域――たとえば出来事を記憶したり、感情や欲求をコントロールしたり――の連携を取っているのです。そして、このようにボーッとしながらも脳が活発に働いている状態では、自分の内なる声や無意識に考えていることなどが浮かび上がってくることがあります。

もしこうした状態になったときには、ここぞとばかりにボーッとしながら、内なる声に意識を向け、自分の心と体の状態を確かめておきましょう。

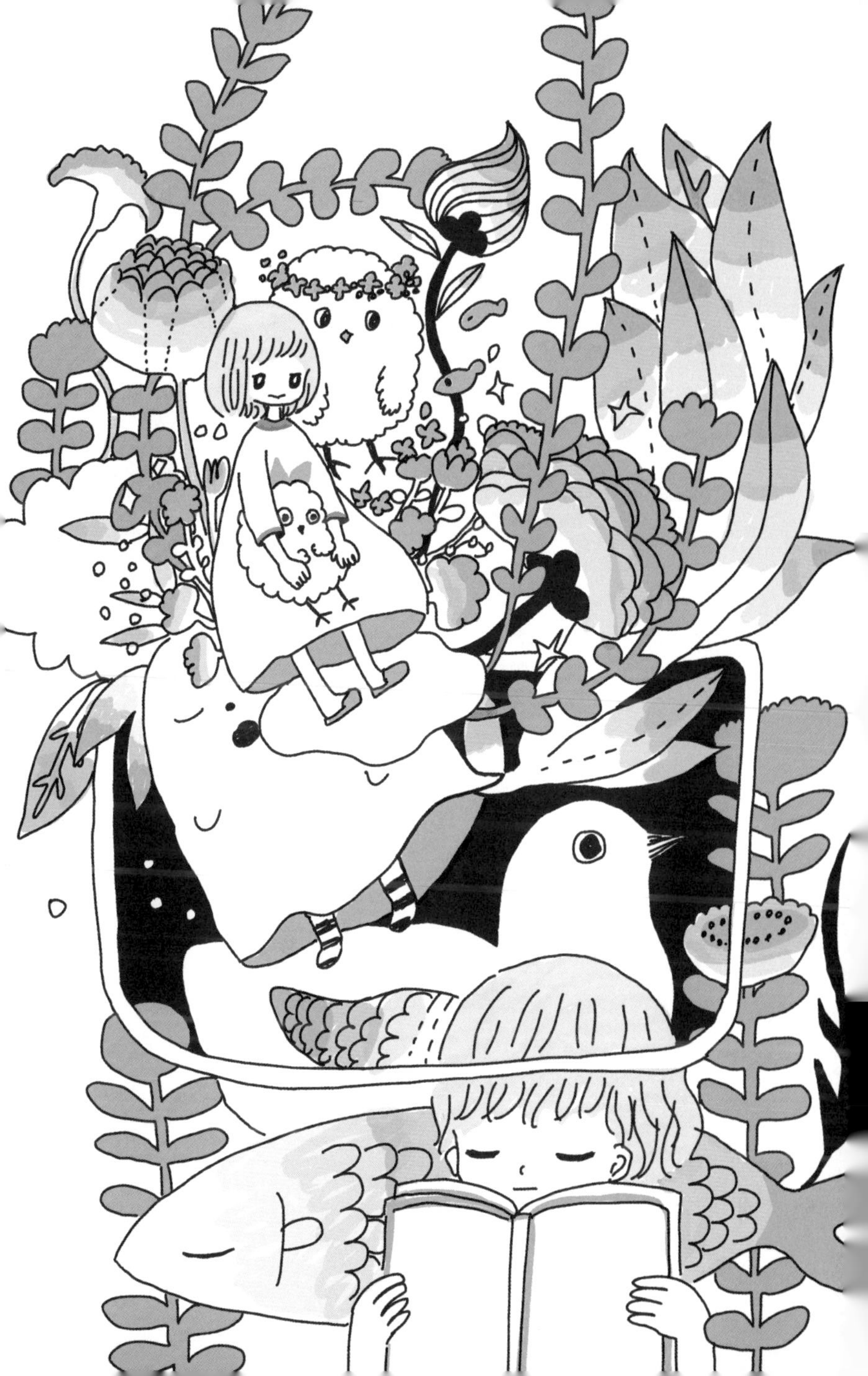

HEKOMANAI

61

100

毎日1枚写真を撮る

毎日1枚の写真を撮ることには、大きく2つの目的があります。ひとつは、毎日決まった時間やタイミングに決まったものを撮り、習慣化すること。そしてもうひとつは、この「写真を撮る」という習慣を、何かのスイッチにすることです。たとえば、毎日仕事の合間に買っているコーヒー、ランチ後に必ず見かける近所のネコ、仕事終わりの空の様子など、なんでもよいので、とにかく、できるだけ決まったタイミングで、決まった対象を写真に撮ることを習慣にしてみましょう。そうすることで、写真を撮るという行動が「今日も一日がんばるぞ」とやる気モードをオンにしたり、逆に「これで今日のがんばりタイムは終わり」とオフにしたりするスイッチになるはずです。

このスイッチには、一日の中に小さなリセットを作る働きもあります。もし不運が続く日があっても、この小さなリセットで、悪い流れを断ち切ることができます。「写真を撮る」というちょっとした習慣で、気持ちを上手に切り替えましょう。

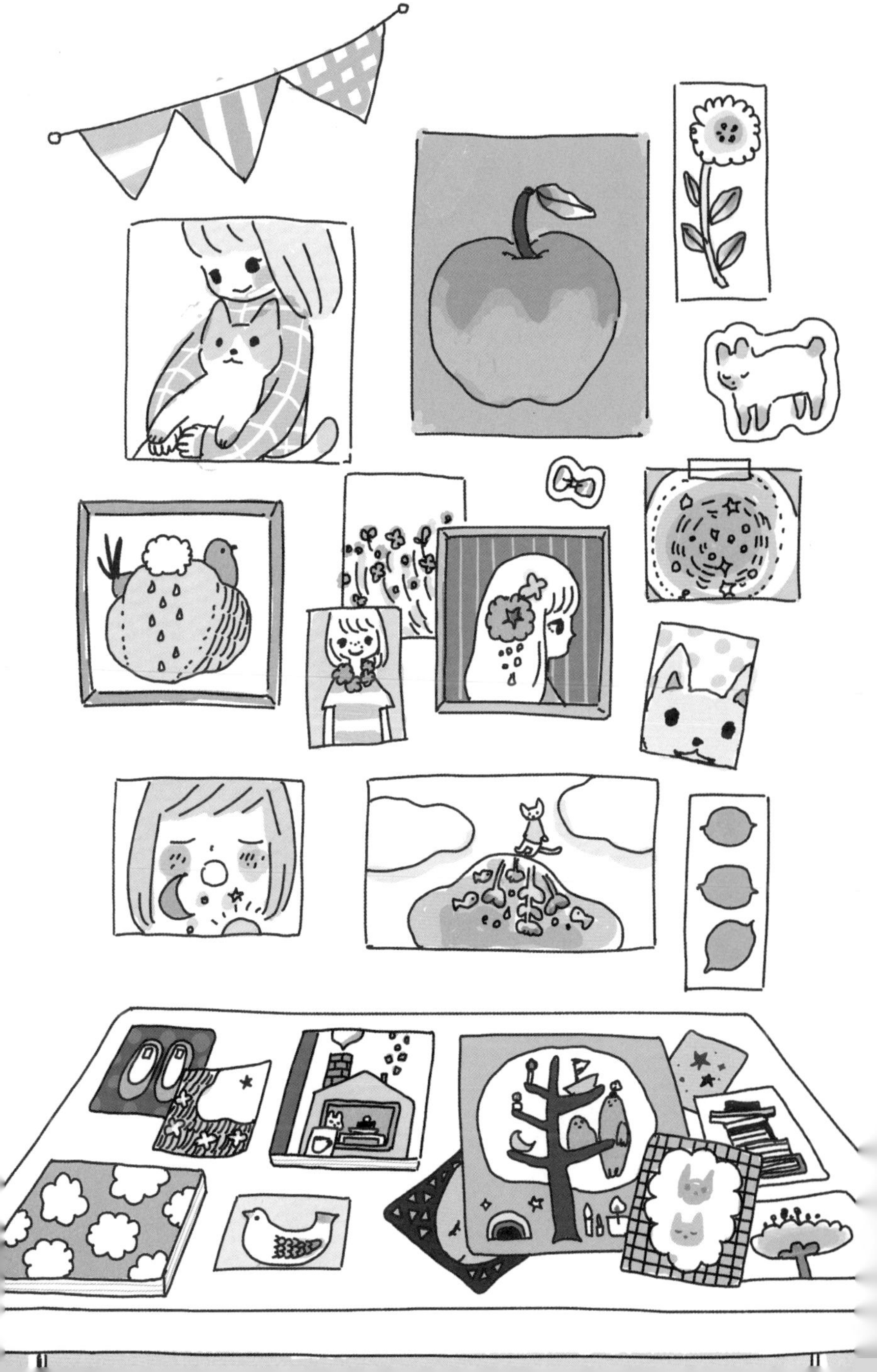

HEKOMANAI

62

100

我慢せず自分を甘やかす

目指していた資格試験に合格した、大口の契約が取れた、というような大きなことから、怒りたい場面でぐっとこらえた、みんながやりたがらないことを進んでやった、などの小さなことまで、自分のことを「がんばったね！」とほめたい気持ちになったら、我慢せずに甘やかしましょう。ほしかった服や靴を買ったり、人気のスイーツを買ったり、美味しいレストランを予約したりなど、自分に何かごほうびをあげましょう。自分を意識的に甘やかすと、脳は「がんばるとこんなにいいことがあるんだ」という感覚を記憶します。すると、「がんばって、また自分にごほうびをあげたい！」という意識が生まれて、目標達成を優先するようになっていくはずです。

何かを「やらなければならない」と思うとストレスになりますが、「やるといいことがある」と思えると、がんばる気持ちが出てきます。目標を小さく設定し、ささやかなごほうびをたくさん用意しておくと、より効果的です。大人になると、なかなか甘えられる機会がないもの。自分で自分を甘やかしても、決して罰は当たらないでしょう。

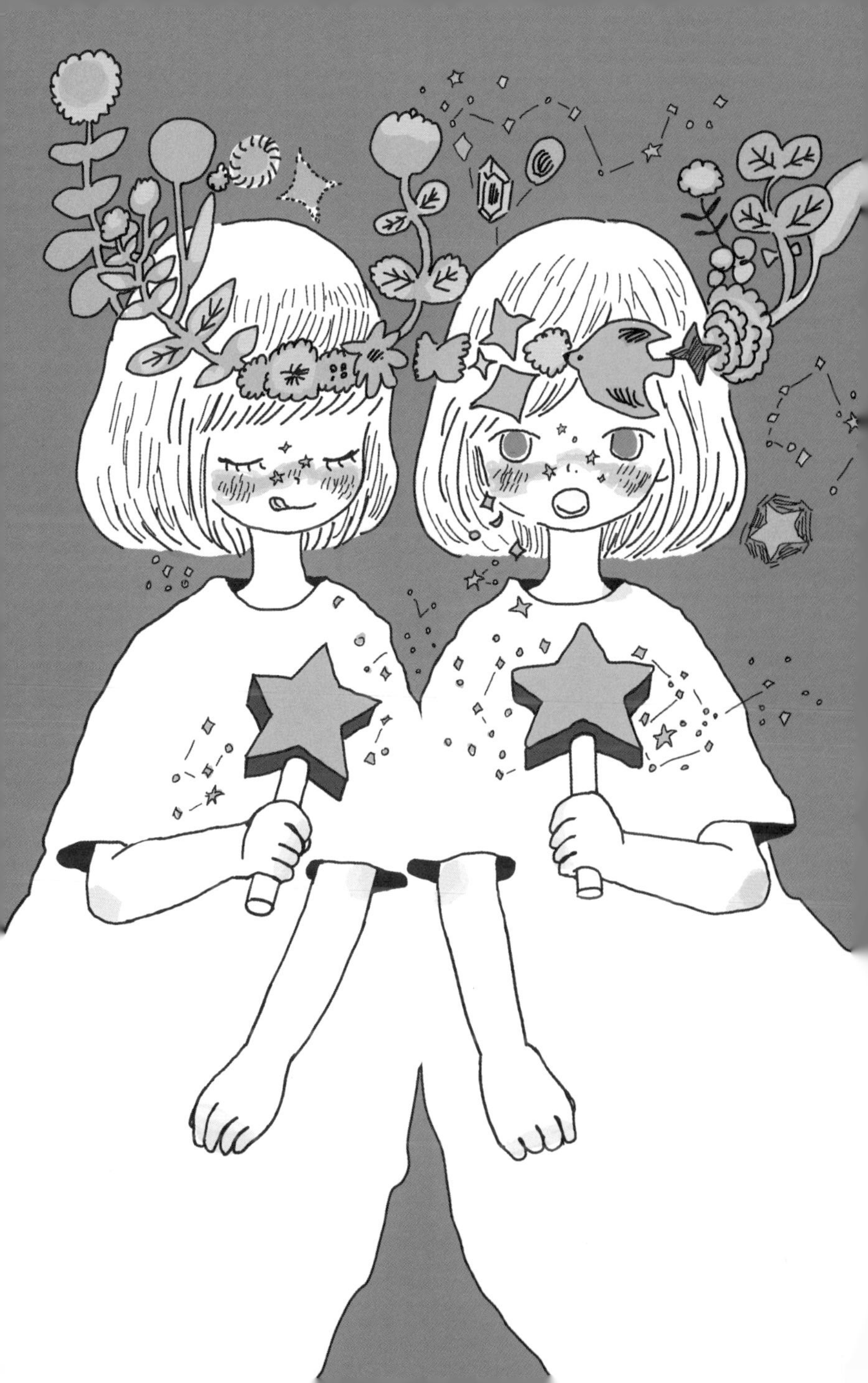

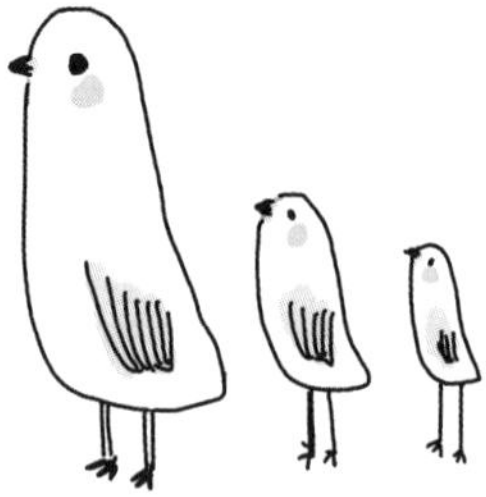

HEKOMANAI

63 - 73

100

5章

「気持ちが沈む」を整える習慣

HEKOMANAI

63

100

体を冷やさない

「冷えは万病のもと」といわれるように、体の冷えはさまざまな不調をもたらすことがありますが、じつは心にも影響があることを知っていますか？「何をやっても私はだめ」「どんなにがんばっても報われない」といった気持ちの落ち込みをもたらしているのは、冷えが原因だったということがあるのです。なぜ、体が冷えると思考がネガティブになるのでしょう？

それは脳が体の冷えを「不快なもの」として処理するからです。「好き」「嫌い」「楽しい」「不安」などの感情は、脳の扁桃体という場所で処理されています。体が冷えると扁桃体は、それを不快なこととして処理し続けます。その状態が長く続くと、ついには扁桃体が暴走を始め、何を感じてもネガティブに捉えてしまうのです。これを避けるためには、体を温め、冷えをなくすことが大切です。そうすると脳がだまされ、ネガティブ思考が徐々になくなっていきます。お風呂につかったり、運動をしたりして体を温め、思考をポジティブに変えていきましょう。

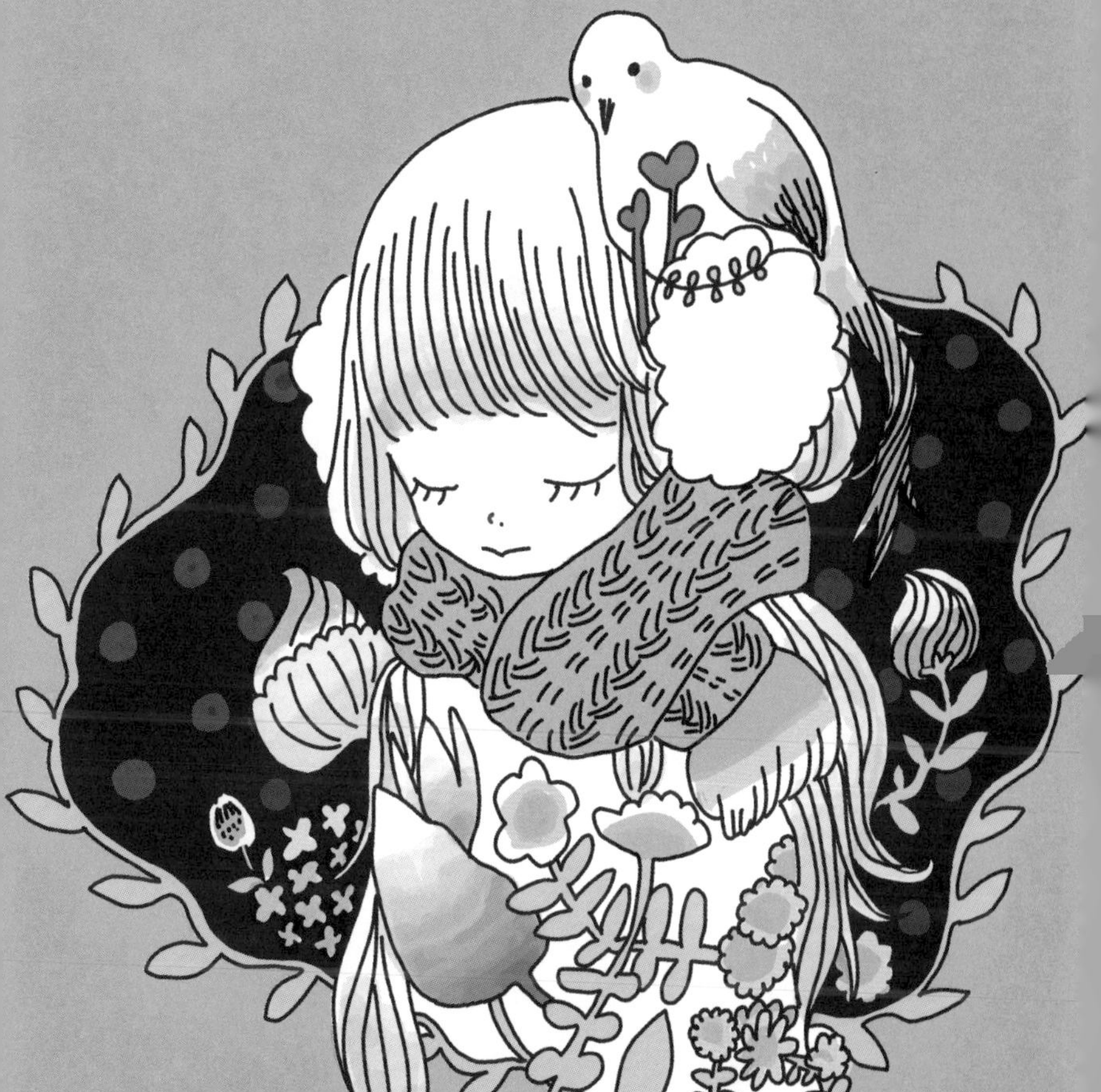

HEKOMANAI

64

100

口角を上げる

60（148頁）で「脳をだます」と言いましたが、私たちの脳は、じつはわりと簡単にだまされてしまうのです。たとえば、長く退屈な会議中のような、決して楽しくない状況でも、口角を上げて無理やりにでも笑顔をつくると、脳はその状況を「楽しい」と勘違いして、癒しホルモンのセロトニンを分泌させたり、自律神経のバランスを整えたりしてくれます。その結果、副交感神経が優位になり、心は安定した、穏やかな状態になっていきます。ですから、つらいときや悲しいときは、ちょっと無理にでも口角を上げ、笑顔をつくりましょう。お笑いの動画など、笑顔になれるものを見るのもいいでしょう。はじめは無理やりでも、それを習慣にしているうちに、いつの間にか疲れや憂うつな気持ちが収まって、幸せな気分に変わってくるはずです。

「口角を上げ、笑顔をつくって脳をだます」は簡単にできて、意外と役立つ習慣になるはずです。ぜひ取り入れてみてください。

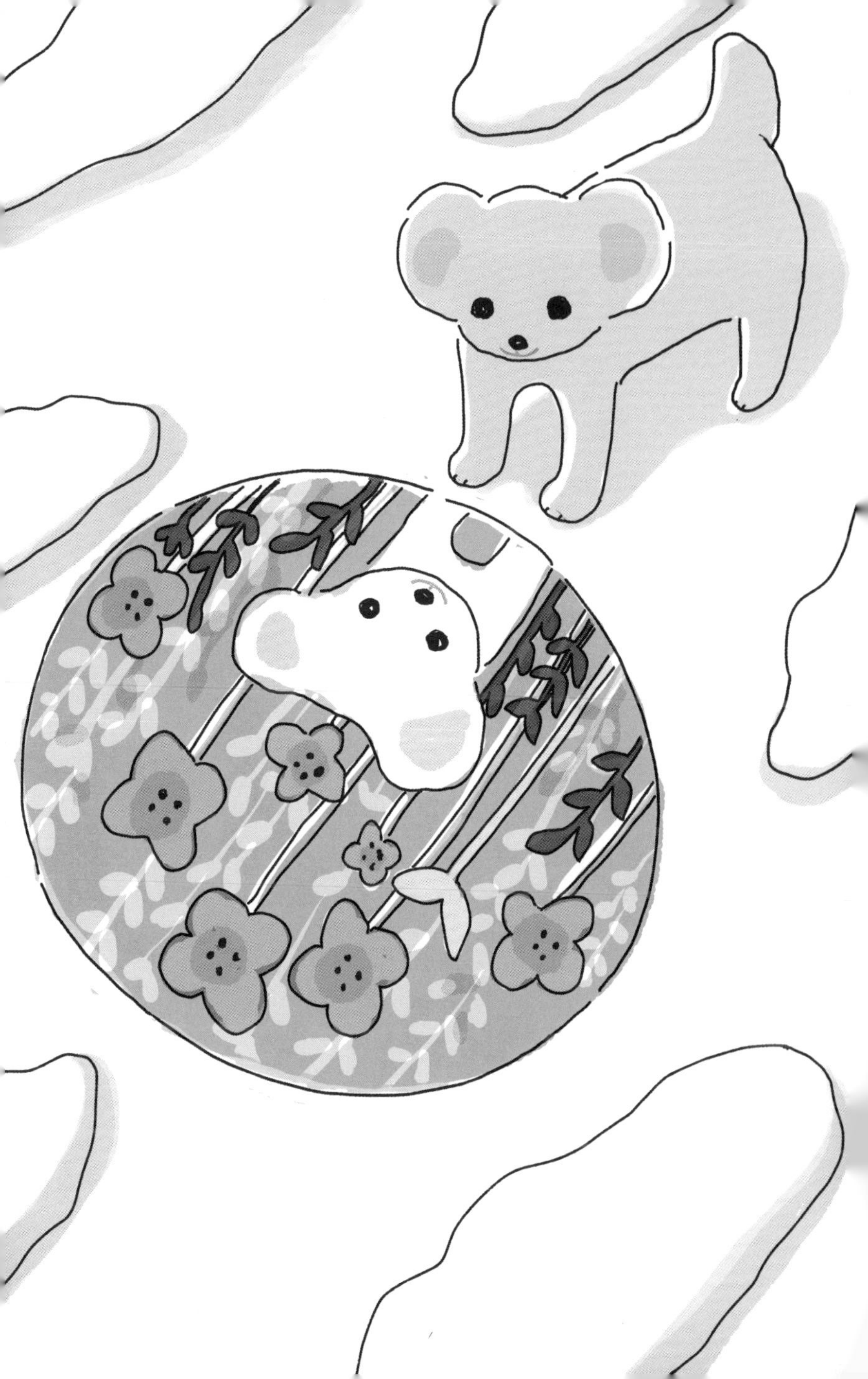

HEKOMANAI

65

100

スマホを見ない時間を持つ

いつでもどこでも誰かとつながっていられて、さまざまな情報を検索できるスマホは、とても便利な存在です。でも、その便利さがかえって、私たちの脳を疲れさせていることもあるのです。スマホを見ている間、私たちの脳は常に何かしらの情報を受け取っている状態にあります。脳は情報を受け取っている限り、それを処理し続けるため、休むことができません。休めないので、どんどん疲労がたまっていきます。疲れた脳は、パフォーマンスが低下し、判断力や集中力が落ちたり、気持ちが沈んだりして、うつ状態を招くことがあります。

そうならないために、スマホ、パソコン、タブレットなどを見ない時間をつくる「デジタルデトックス」を実行してみましょう。たとえば休日はＳＮＳやインターネット、電話を可能な限り避けて、スマホを触らないようにして過ごしてみてください。デジタルデトックスで脳を十分に休ませれば、その分、平日のパフォーマンスが上がります。

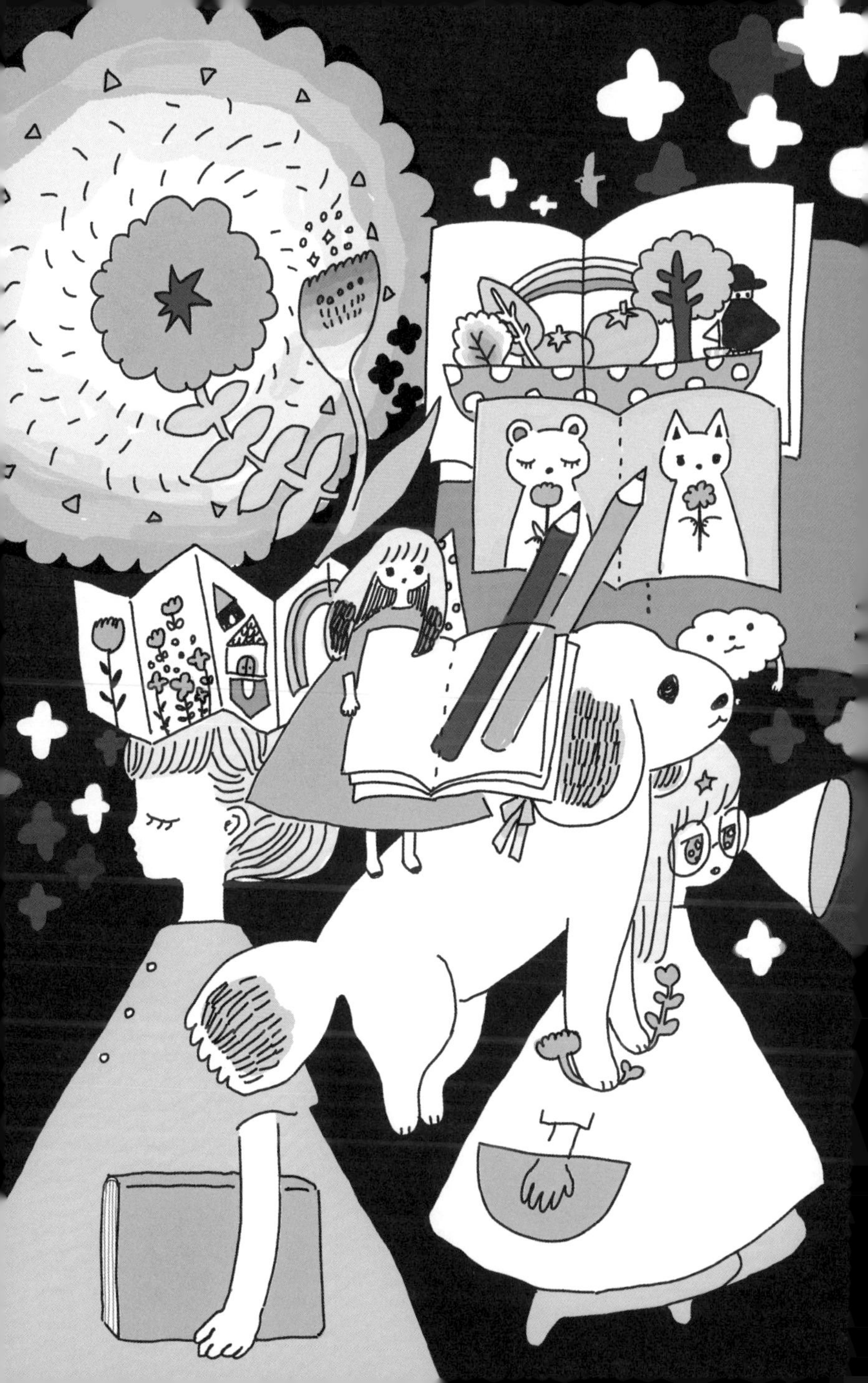

HEKOMANAI

66

100

自分を喜ばせる時間をつくる

がんばっている真面目な人ほど、自分よりも他人のことを優先しがちです。それで毎日振り回されてしまい、一人になったときに「なんでこうなってしまうんだろう……」と、ため息が出ることもあるでしょう。自分ではない誰かのためにがんばれるあなたは素敵です。でも、ときには自分のことを優先させて、あなた自身を喜ばせる時間をつくってあげませんか？

たとえば、「毎月第2日曜日は自分優先の時間！」というように、定期的に予定を決めておくとよいでしょう。その時間は、どんな誘いやお願いも断って、あなただけのために時間を使います。何か特別なことをする必要はありません。何もしたくなければ、とことん何もしない。悩みがあっても、その時間だけは忘れて、自分が楽しいことやうれしいことだけをして過ごしましょう。

自分で自分を喜ばせて、心と体の疲れをリセットしましょう。

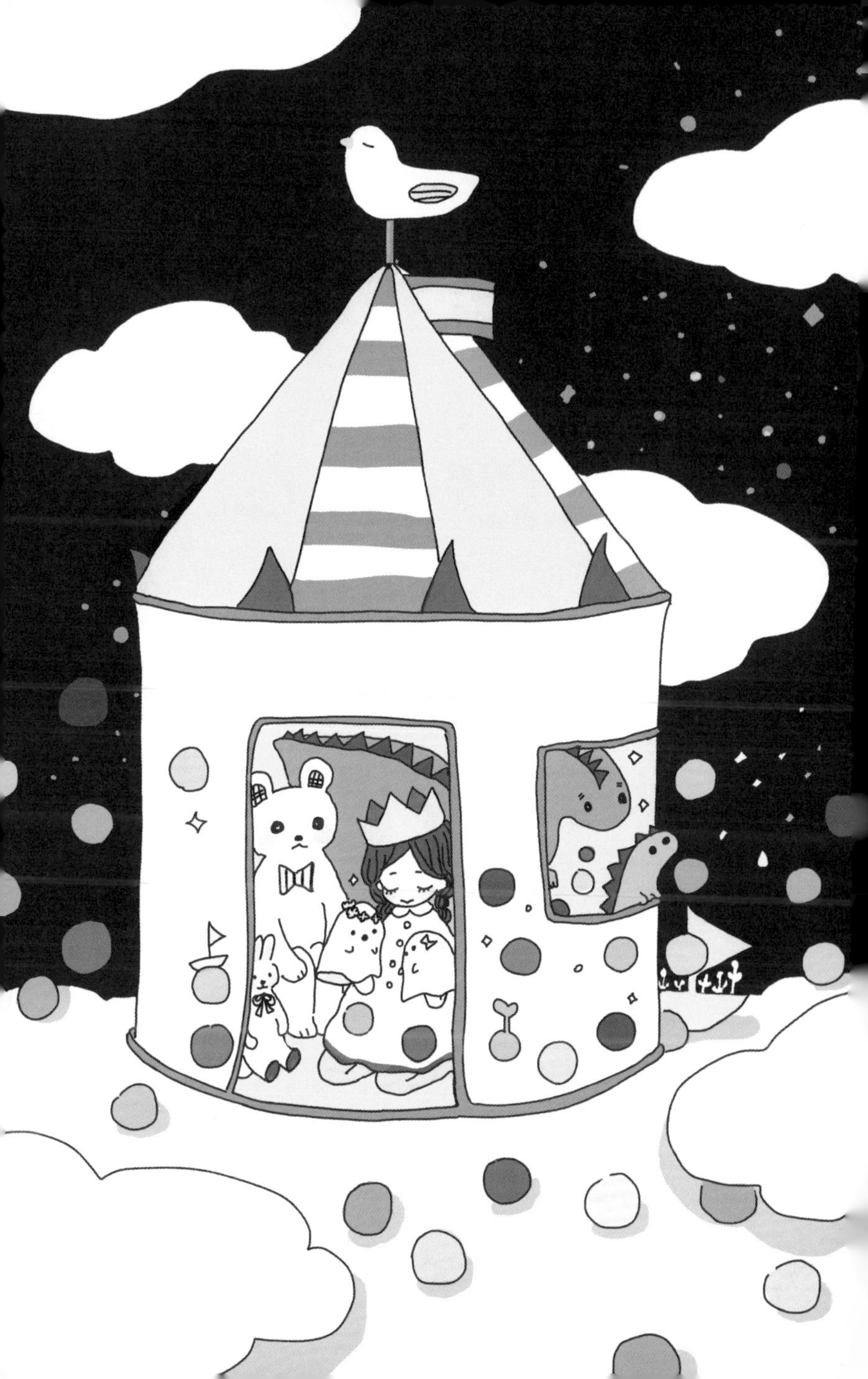

HEKOMANAI

67

100

一度とことん自分を嫌いになる

気持ちが沈み、とことん落ち込んだ状態になると、何もかも嫌になってしまうことがあります。たとえば、「こんな私なんて大っ嫌い！　消えてなくなればいいのに！」と思うくらい自分が嫌になったら、逆にチャンスです。いっそのこと、自分をとことん嫌いになってみましょう。

これは、「〇〇したらだめ」と言われると逆にしたくなってしまうけれど、「好きなだけやっていいよ」と言われると、思いのほか執着がなくなってしまうことを応用した、逆転の発想です。自分の嫌なところが気になるのは、自分に期待するからこそ。でも、発想を転換して「こんな自分なんて大大大っ嫌い！」と徹底的に嫌ってみると、なんだかすっきりしてきませんか？

気がつくと、嫌な部分がどうでもよくなってきて、受け入れられるようになるはずです。

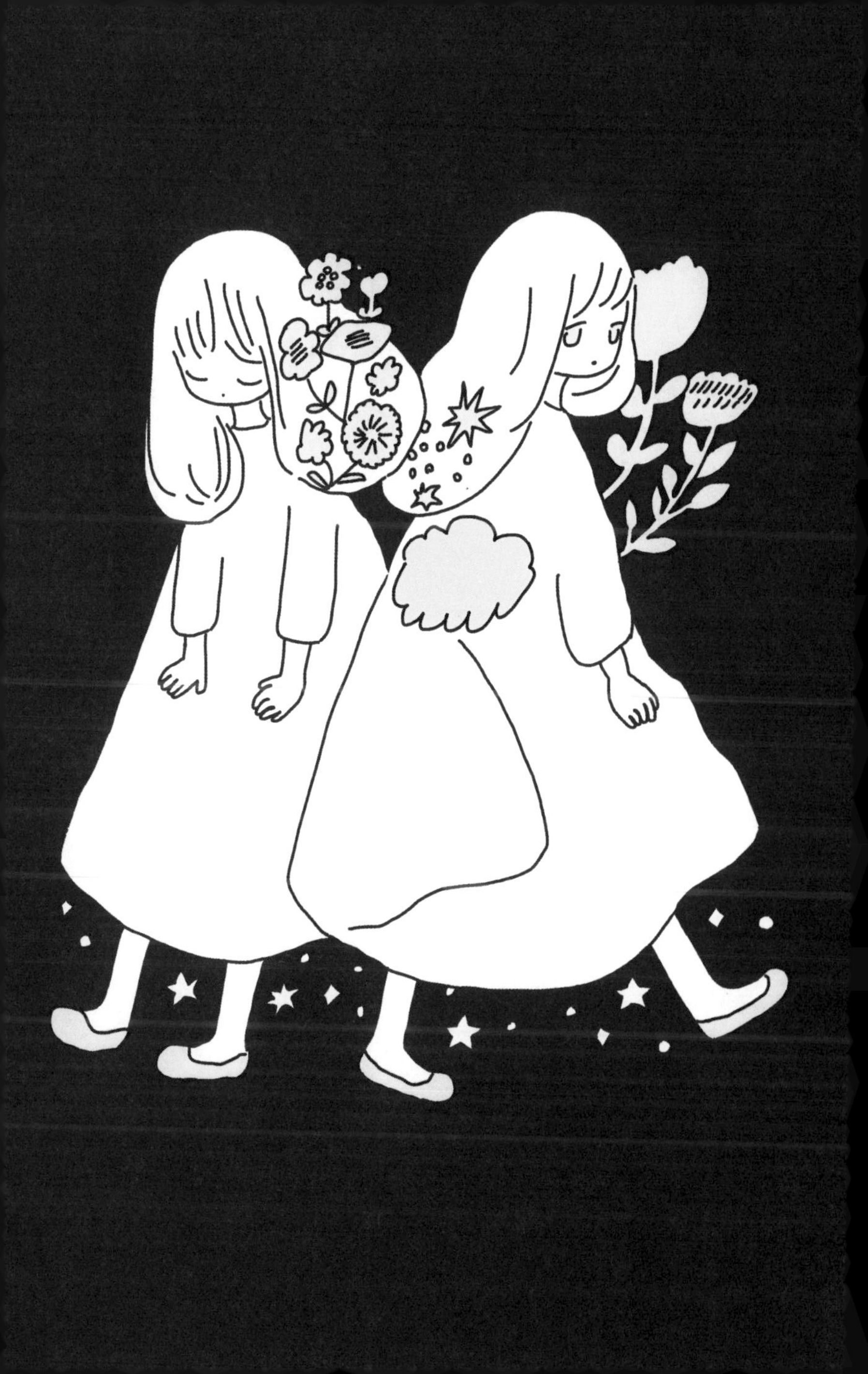

HEKOMANAI

68

100

思いきり泣く

子どもの頃はできなかったのに、大人になってできるようになることは多いですが、反対に、子どもの頃は自然にできたのに、大人になればなるほど、できなくなることがあります。たとえば「泣く」ことがそうです。悲しいことやつらいことがあったとき、子どもの頃はあふれ出す涙を我慢することなく、声をあげて泣いていましたよね。でも、大人になってからも思いきり泣いたことがあるという人は、どれほどいるでしょうか。むしろ泣くことを我慢している人のほうが多いと思います。

泣くことにはストレス解消の効果があるといわれています。涙を流すことで自律神経の一種である副交感神経が優位になり、脳がリラックスして、緊張やストレスが鎮まっていくのです。思いきり泣いた後にすっきりしたり、気持ちが軽くなったりするのには、そうした副交感神経の影響が関わっています。泣きたいと思う気持ちに素直になり、たまには我を忘れて涙を流してみましょう。

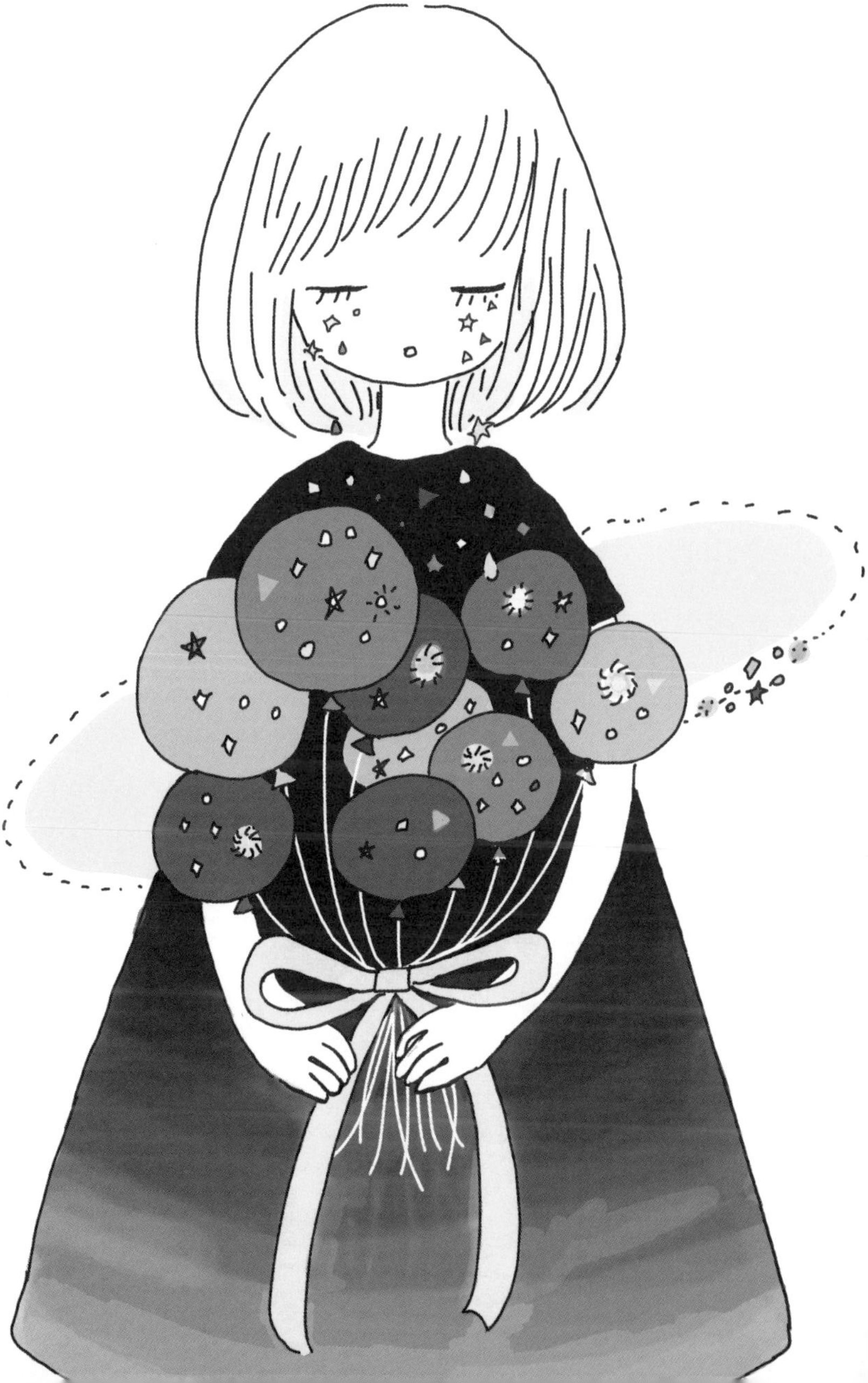

HEKOMANAI

69

100

落ち込むときには期限を決める

悲しいときやつらいときには一度、とことん落ち込んでみると気持ちが上向きになってくるということは、これまでにもお伝えしてきたとおりです。でも、そう言われると今度は、別の疑問が生まれてくる人がいるかもしれません。「とことん落ち込むといっても、いつまで落ち込んでいていいの？」これはとても大切な疑問です。いくら「落ち込んでもいい」とはいっても、いつまでも落ち込んだ状態が続くのは、もちろんよくありません。

落ち込むときは、期限を決めましょう。なぜなら、つらい気持ちを抱えたまま落ち込んでいるのは、重い荷物をずっと持ち続けているのと同じだからです。重い荷物を持ったとき、最初のうちは我慢できるかもしれませんが、だんだん重さに耐えられなくなり、ついには限界をむかえてしまいます。そこから体が元の状態まで回復するには、長い時間がかかります。落ち込んだときも、これと同じです。期限を決めて、その期間でぐっと落ち込む。そうすると、その後の回復も容易なはずです。

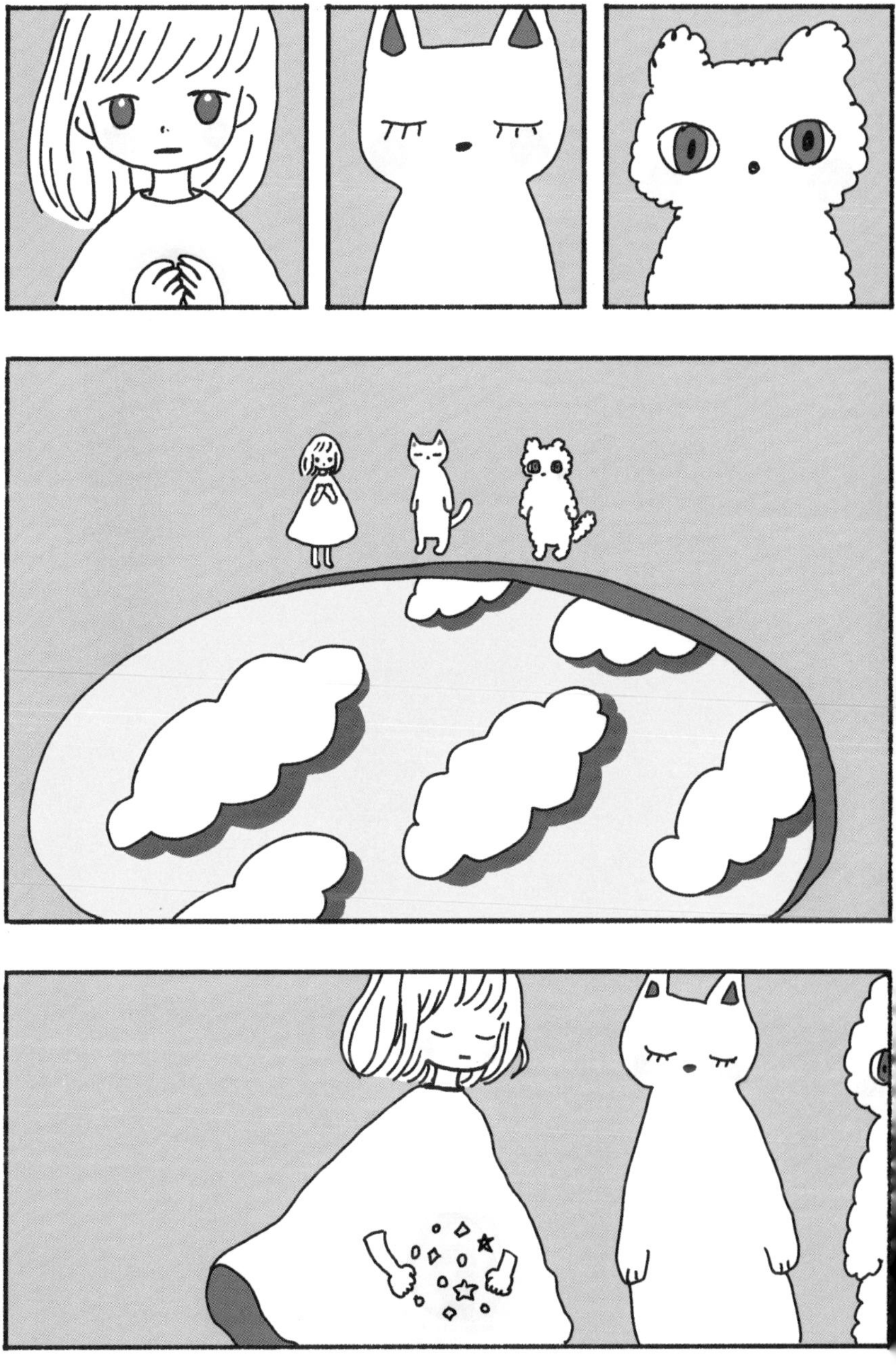

70

100

小さな命に触れる

毎日寝る前に、イヌやネコをはじめ、ハリネズミなどの小動物のかわいい動画を見て、癒されてから眠るという人が、意外に多いようです。また最近は、一人暮らしの部屋でペットを飼ったり、植物を育てたりする人の割合も増えているようです。動物や植物の生命を育むことは、喜びにつながるとともに、ストレスを軽くする効果があります。

動物が持つ癒し効果は「アニマルセラピー」という治療法にも応用されています。つらい出来事があっても、動物を飼っている人は、そうでない人に比べて心のダメージが少なく済むそうです。同様に植物を育てることにも、心の癒し効果があるといわれています。植物を育てるのには意外と根気や手間ひまが必要で、成長した姿を見ると、まるで我が子が育ったかのような達成感を得られるのだそうです。

落ち込んだり、悲しい気持ちになったりしたときは、小さな動物や植物に触れることで、心癒される時間を持ちましょう。

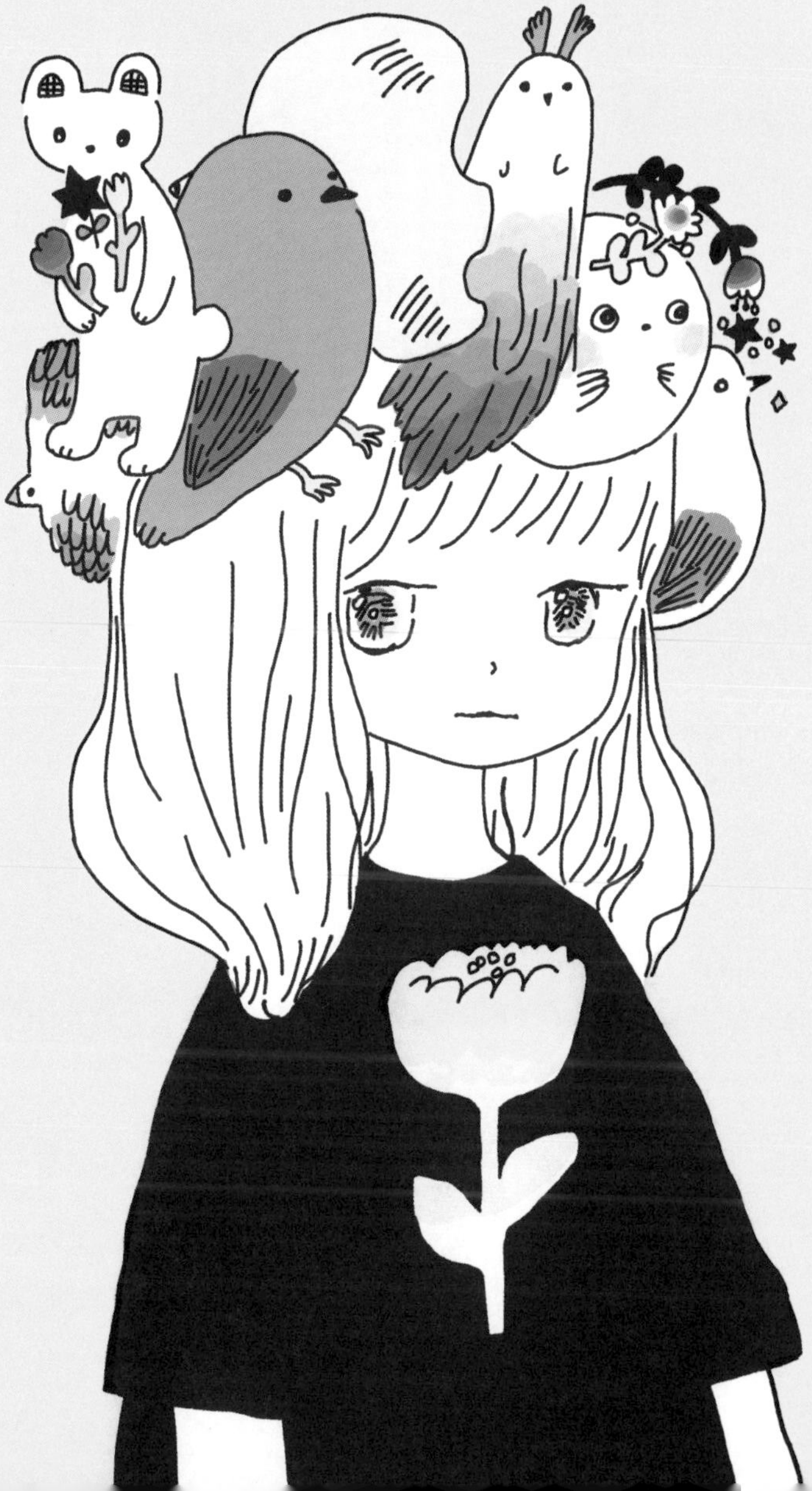

HEKOMANAI

71

100

暗いニュースから距離を置く

特に体調が悪いわけではないのに、なんとなく気分が優れなかったり、いつもと変わらない生活を送っているはずなのに、なぜか心だけが重たかったり……。それはもしかしたら、あなたが日々接している暗いニュースにあてられているせいかもしれません。日々の出来事を知らせてくれるニュースには、暮らしに役立つ情報が多いことは事実です。

でも、このところ目に、耳にするニュースは、景気のこと、感染症のこと、災害のこと、そして芸能人の不倫のことなど、どれも暗い話題ばかり。明るい話題が少ない傾向にあります。どこか世の中に殺伐としたものを感じてしまう、そうしたニュースを浴び続けることが、気づかないうちにストレスとなって、あなたの心に影響を与えてしまうのです。感受性が強いために、苦しい状況にいる人の様子をニュースで見ることで、その人と同じようなストレスを感じてしまう人もいます。なんとなく気持ちが沈んでると感じたときには、暗いニュースから距離を置きましょう。

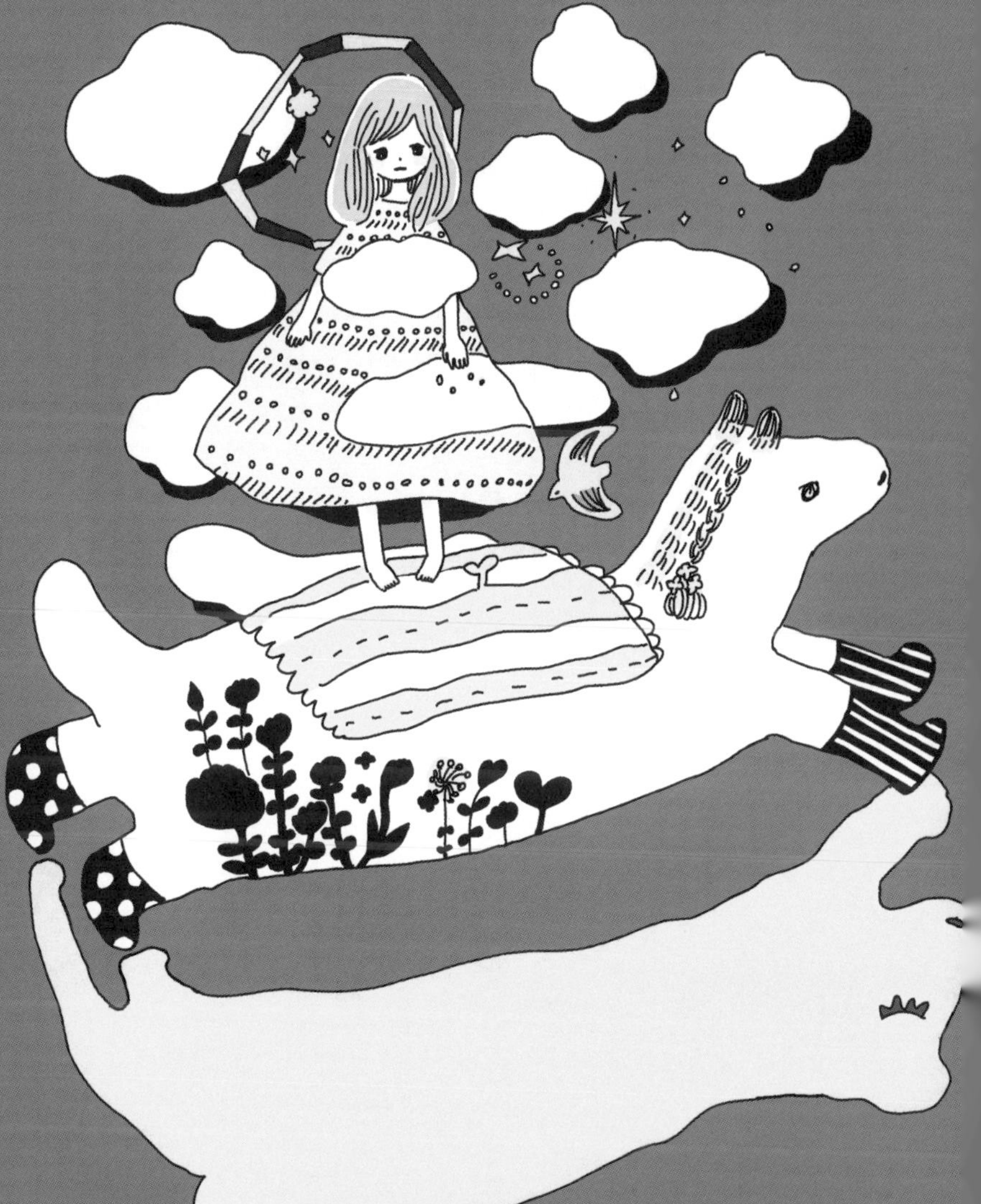

72

前腕や顔にやさしく触れる

病気やケガの処置をすることを「手当て」と呼ぶことがあります。なぜ手当てというのでしょう。それは、手を当てることによって、病気やケガの痛みがやわらぐことがあるからです。手当ては、心のケアにも有効です。気持ちが沈んで、どうしてもネガティブに考えてしまうというとき、自分の手で腕や顔などをなでたり、やさしくタッチしたりしてみましょう。心が安らぎ、落ち着くような気がしませんか？　こうした方法は「タッチケア」と呼ばれ、医療機関でも活用されています。家族や恋人、ペットなど、自分以外の心を許せる相手とふれ合うのもいいでしょう。

このようなタッチケアを行うと、触れた側、触れられた側の両方に「オキシトシン」というホルモンが分泌されていきます。オキシトシンは「幸せホルモン」「癒しホルモン」とも呼ばれ、心の安定やストレスの軽減などをもたらす効果があるといわれています。

気持ちが沈んでいるなと感じたら、ぜひ「オキシトシンタッチ」をしてみてください。

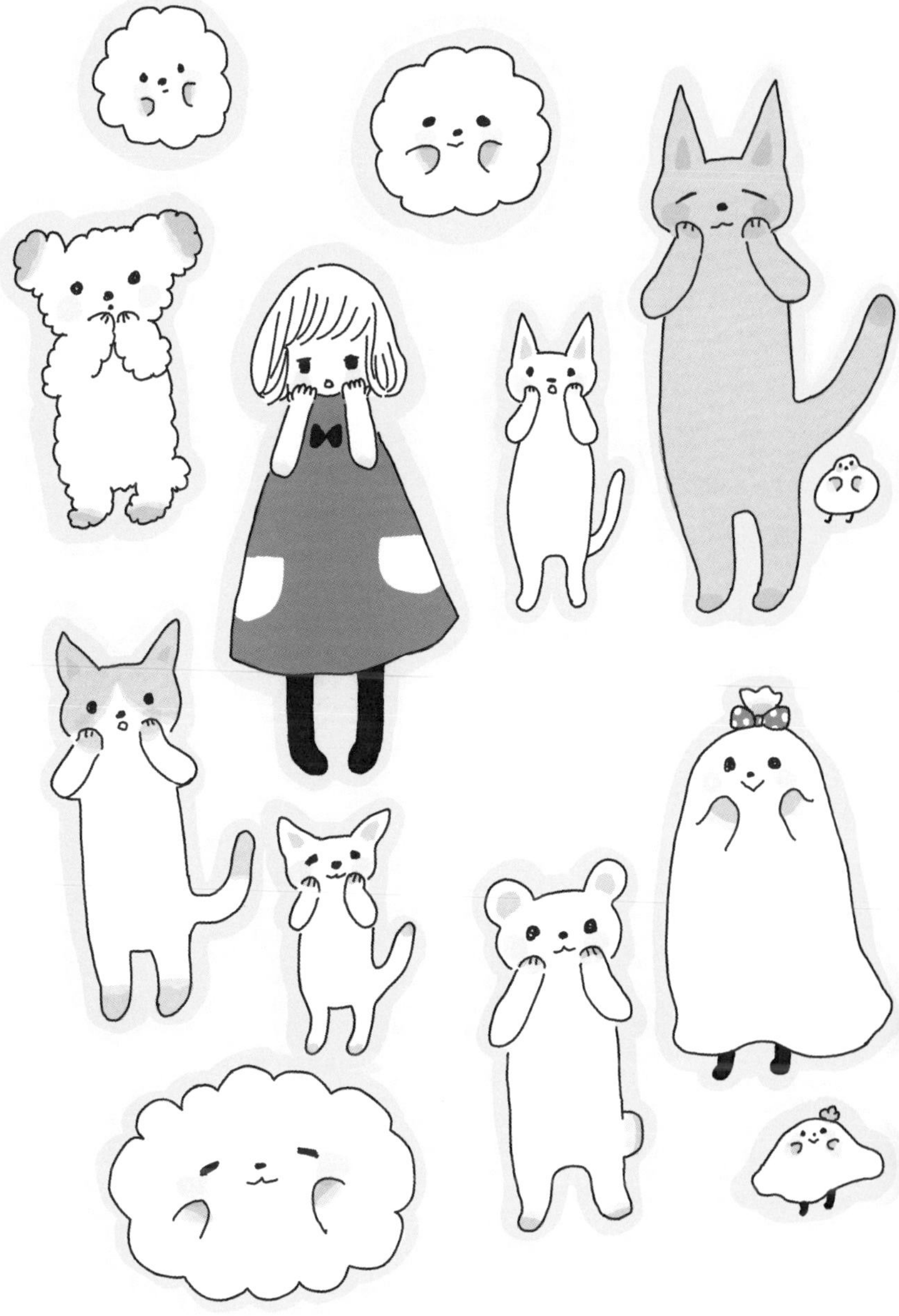

HEKOMANAI

73

100

よくない出来事が起こり続けると考えない

朝、仕事に行こうと思ったら、電車がトラブルで止まってしまった。交差点に差しかかると信号がことごとく赤だった。限定ランチが自分の直前で売りきれてしまった。資料を印刷したらプリンターが紙詰まりした。エレベーターがなかなか来ない……など、不運が重なる経験をしたとき、あなたはどう考えますか？　「こんなによくないことが続くなんて……」と暗い気持ちになるでしょうか。それとも「こんな日もあるよね」と軽く受け流すでしょうか。たとえ不運な出来事が続いたとしても、「私にはずっとこんなことが続くんだ」なんて考える必要はありません。たしかにその日は、不運続きだったかもしれませんが、それは長い人生の中のたった一日のこと。一年で考えれば、３６５日の中のたった一日です。

あなたは一年前の悩みごとを覚えていますか？　すぐに思い出せる人のほうが少ないのではないでしょうか。一年後も同じ不運が続くなんてありえません。考え方のパターンを変えて、ストレスのもとを減らすようにしましょう。

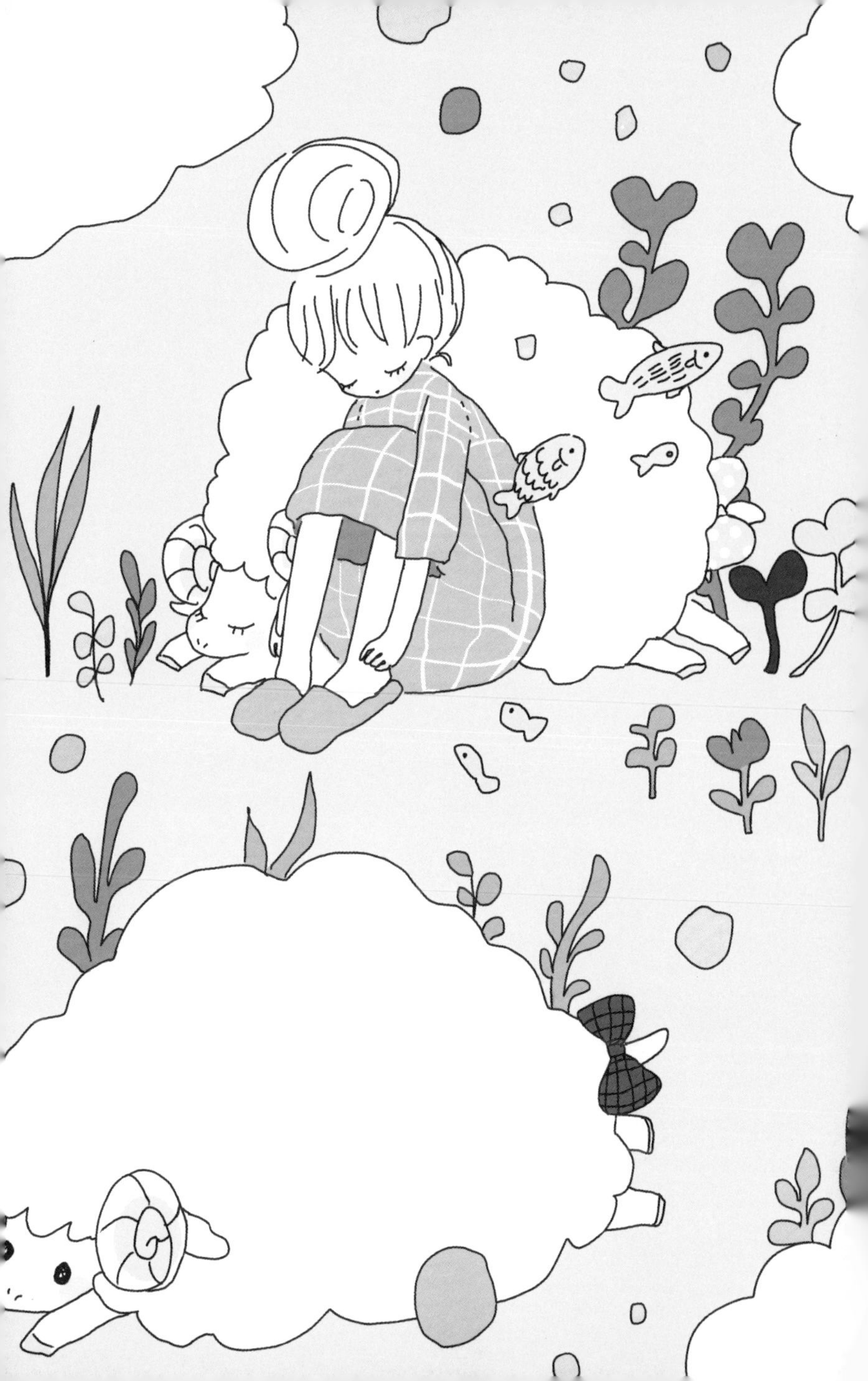

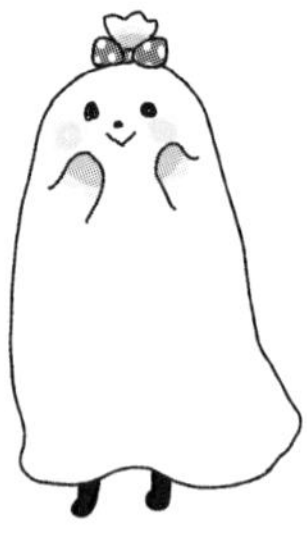

HEKOMANAI
74 - 85
100

6章

「不安でしかたない」を整える習慣

HEKOMANAI

74

100

手足を冷やさない

不安とは「よくわからないけれど、なんとなく心がザワザワする状態」です。大勢の前で話すときにドキドキしたり、大事な試験の前に緊張したりするような、言葉でうまく言い表せない心の状態も不安の一種です。

不安な気持ちは基本的に、強いストレスなどに直面することで引き起こされますが、中には体の症状がきっかけとなって、不安を感じてしまうこともあります。たとえば、手足の冷え。手や足が四六時中、冷たくなっていると、それが大きなストレスになって自律神経に影響を与えます。そして不安な気持ちをより強くし、人によっては日常生活に影響を与える「不安障害」になってしまうこともあります。冷えによって不安な気持ちを抱かないためにも、手足がいつも冷たい人は、体を動かしたり、防寒グッズを使用したりして手足を温めましょう。さらに、大きく深呼吸をして、不安な気持ちを落ち着かせてみましょう。とがって敏感になった心がやわらいでいくはずです。

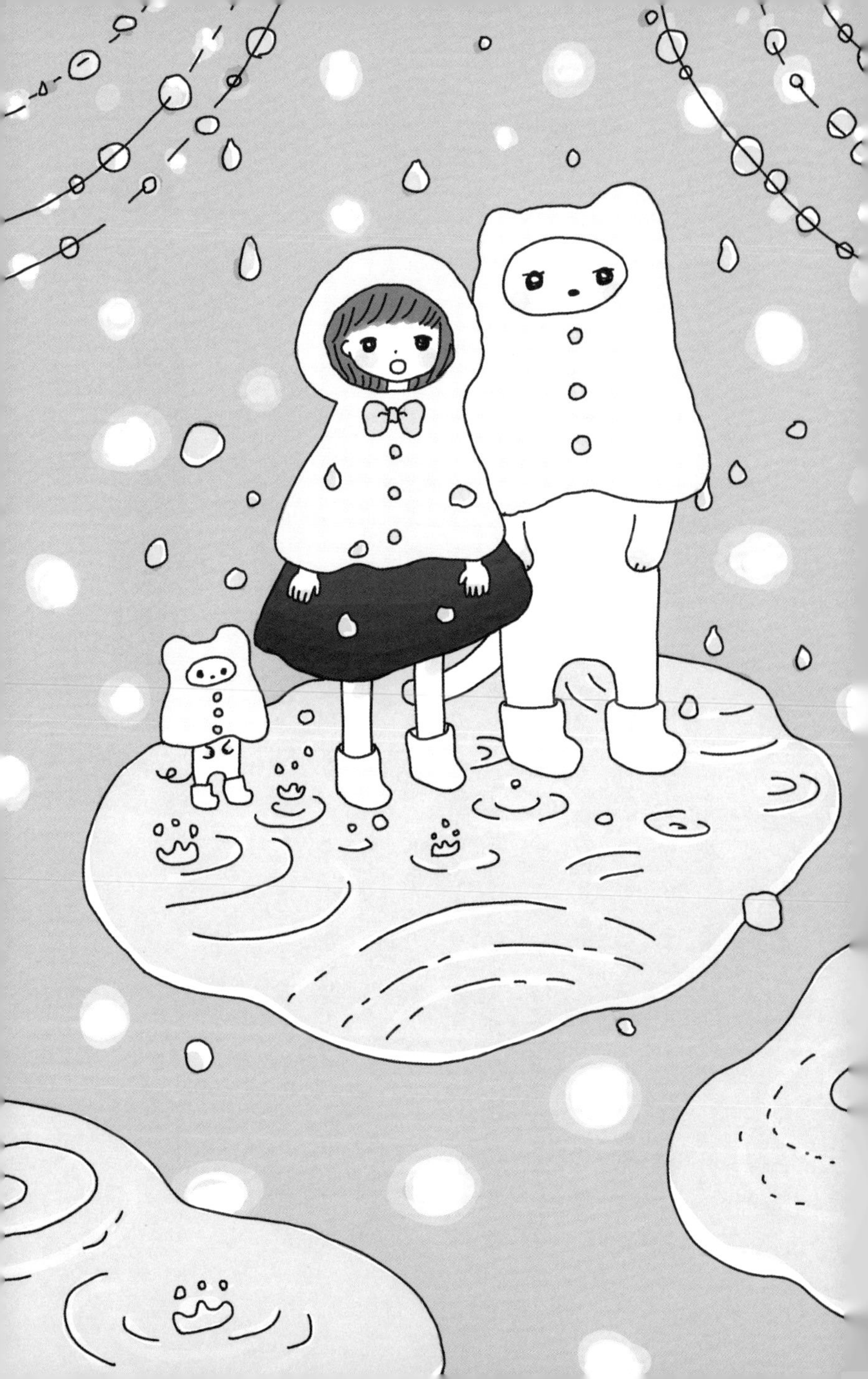

HEKOMANAI

75

100

死んだふりをする

悩むことも、不安を感じる原因のひとつになります。特に考えても考えても、なかなか答えが出ない悩みの場合、いっこうに解決しないことに不安を感じてしまうことも多いでしょう。そんなふうに、考えても答えが出ないのに悩んで悶々としてしまったら、目を閉じて「私は死んだ！」と思ってみましょう。必殺「死んだふり作戦」です。

そんなことをしてなんの意味があるのか、と思うかもしれませんが、じつはこれが不安の解消に、意外と役立ちます。自分は死んで、この世からいなくなったわけですから、悩みの解決はもはや不要。さっきまであんなに悩んでいたことを、解決しなくてもよいとなると、気持ちが軽くなりませんか？　こうして「自分は死んで消えた存在」と思うようにしてみると、悩んでいることが不思議とばかばかしくなり、「もう悩むのはやめた！」と、考え方が変わっていくはずです。この方法は、がんばりすぎてつらくなっている場合にも有効です。あなたの心を守るためにも「死んだふり作戦」を実行してみてください。

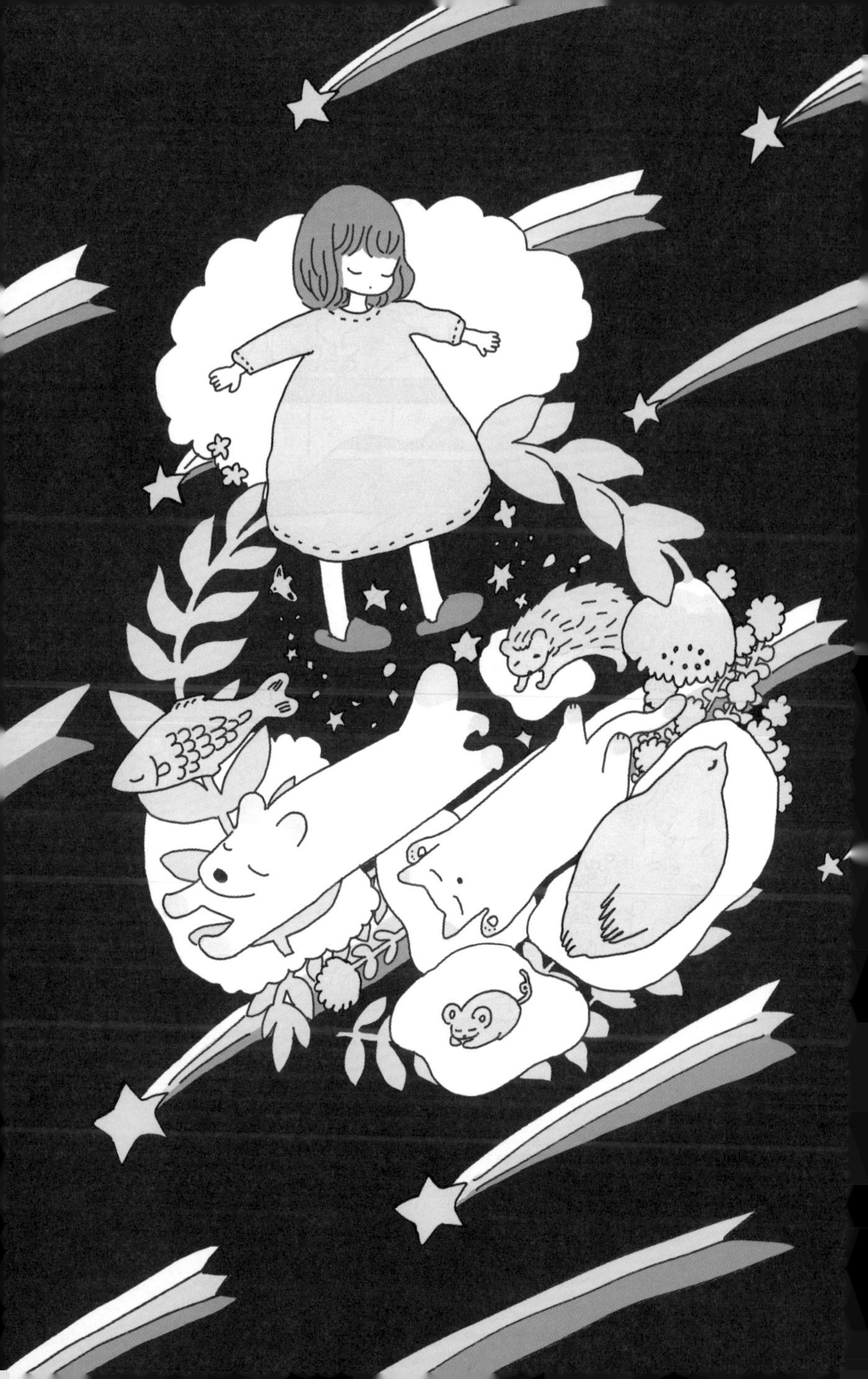

76

100

よく噛む

「食事はゆっくり、よく噛んで食べましょう」といいますね。よく噛むことで消化がよくなったり、早食いをしなくなったり、太りにくくなったりするというのが主な理由ですが、じつは噛むことにはそれ以外にも、ストレスを感じにくくするという効果があります。口の中には、脳や体につながる重要な神経がたくさん通っています。噛むことで、それらの神経が刺激されると、脳の扁桃体の活動が抑えられていきます。**60**（148頁）でも説明しましたが、扁桃体には、不快な感情を恐怖や不安として処理する働きがあります。扁桃体の活動が抑えられると、恐怖や不安といったストレスの原因が減っていくわけです。

また、噛んで唾液の分泌が増えることも、ストレスの緩和につながります。唾液が増えると、唾液中に含まれるコルチゾールというストレスホルモンの割合が減り、ストレスが少なくなるといわれています。ガムを噛んだり、食事のときに噛む回数を増やすことを意識したりすることで、少しずつ不安を減らしていきましょう。

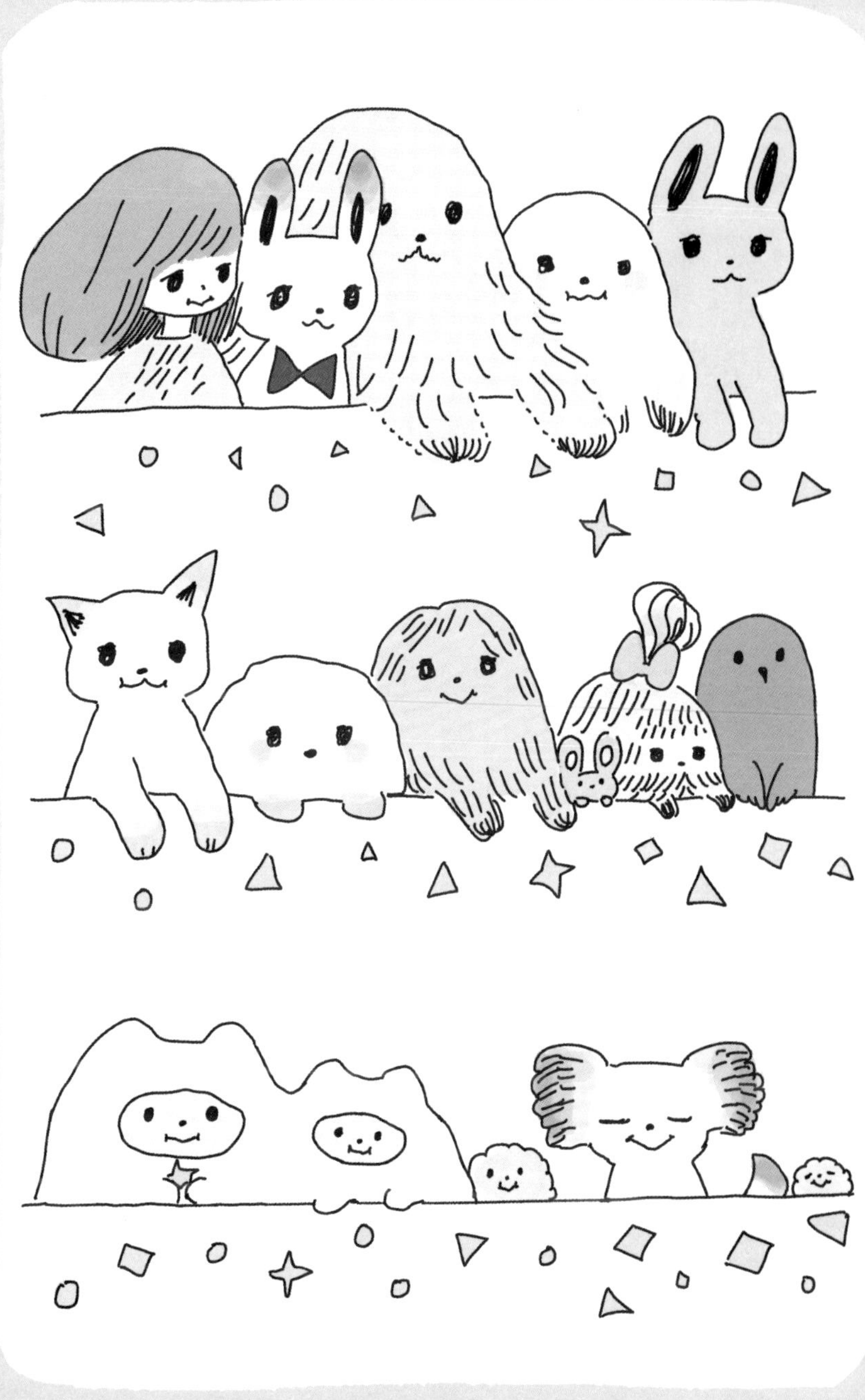

HEKOMANAI

77

100

嫌なことを書いて破り捨てる

たとえば心療内科では、不安傾向の強い患者さんに「不安になることがあったら、それを紙に書いて破る」という行為を繰り返してもらう治療をすることがあります。文字を書くことには考えを整理する効果があり、さらに書いた紙を破ることでストレスを発散する効果がもたらされるからです。この方法は、私たちが日常的に抱える不安やストレスの解消にも役立ちます。もしもあなたが今、悩みや不安など、ネガティブな感情を抱えているとするなら、それらをリストにして、紙に書き出してみましょう。「同僚に嫌なことを言われた」「SNSの投稿を見てモヤモヤした」など、なんでもいいのです。書き終わったら、その紙を破り捨てて、すっきりしましょう。

悩みというのは、ずっと抱えていると勝手にふくらみ、どんどん大きくなっていくものですが、書き出すと、意外と大したことではないと思えてくるから不思議です。これを1カ月に一度などと決めて定期的にやると、ストレスに悩まされにくくなるはずです。

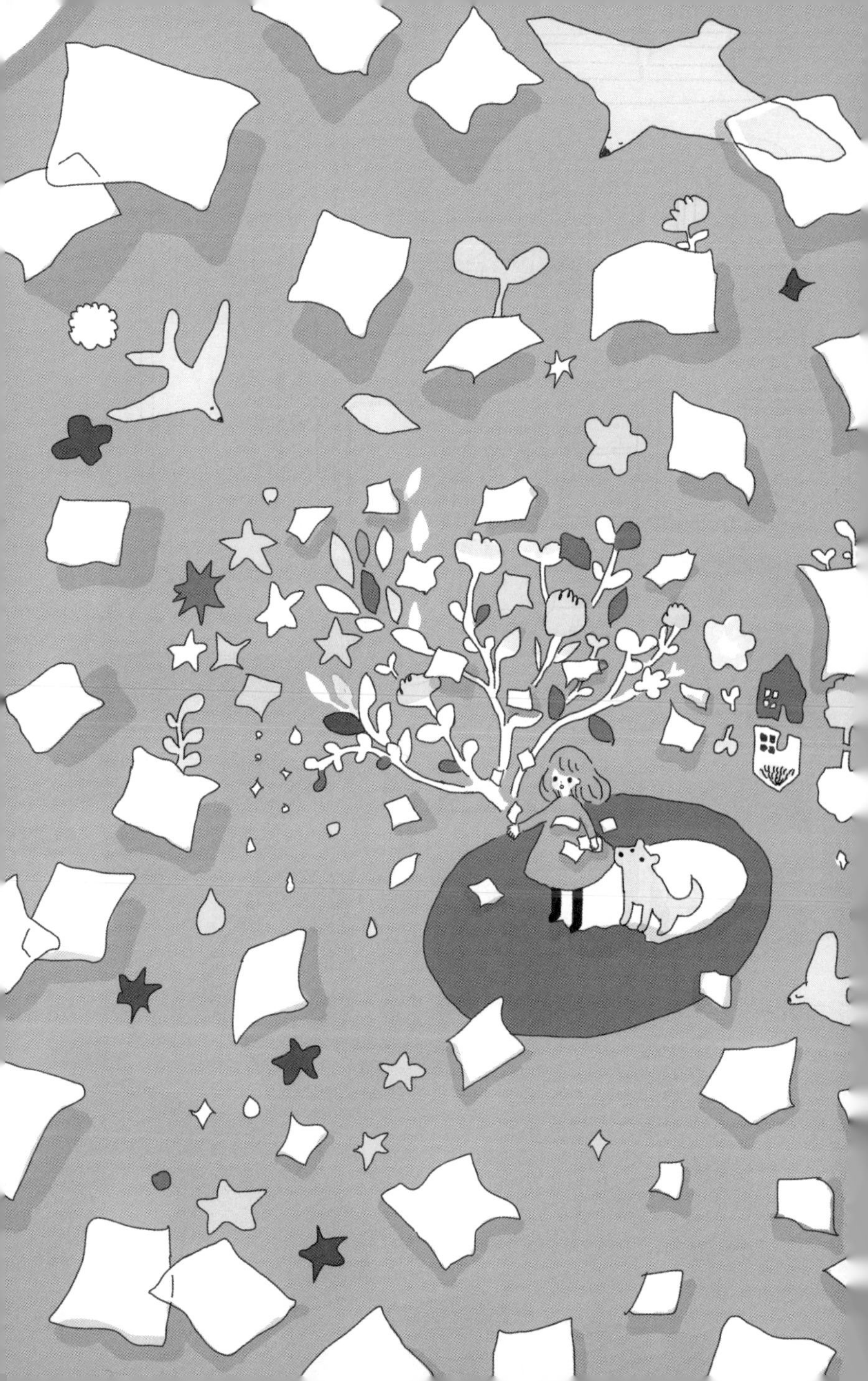

HEKOMANAI

78

100

明日何を着るのか決めておく

アップルの創業者であるスティーブ・ジョブズが、いつも黒いハイネックにデニムという決まったスタイルをしていたのは有名ですね。フェイスブック創業者のマーク・ザッカーバーグも同様に、いつも同じグレーの洋服を着ています。これは「服のコーディネートを考える時間がもったいない」という発想からきています。

じつは忙しい朝の時間に、その日のコーディネートを考えるという行動は、思いのほか負担になっているものです。なかなか決められずにイライラしたり、しっくりこなくて途方に暮れたり、外に出てから「間違えた……」と後悔したり。ほとんど毎朝、そうして心を乱すことが習慣化していると、常にネガティブ感情から一日が始まり、不安要素を増やすようなものです。ジョブズやザッカーバーグのように「毎日同じ」とまでいかなくても、前日のうちに、たとえば手持ちの服を組み合わせておき、朝はそれを着るだけ、というようにするのはどうでしょう？　それだけで、ストレスはだいぶ少なくなるはずです。「明日着る服に悩まされない生活」を習慣にしましょう。

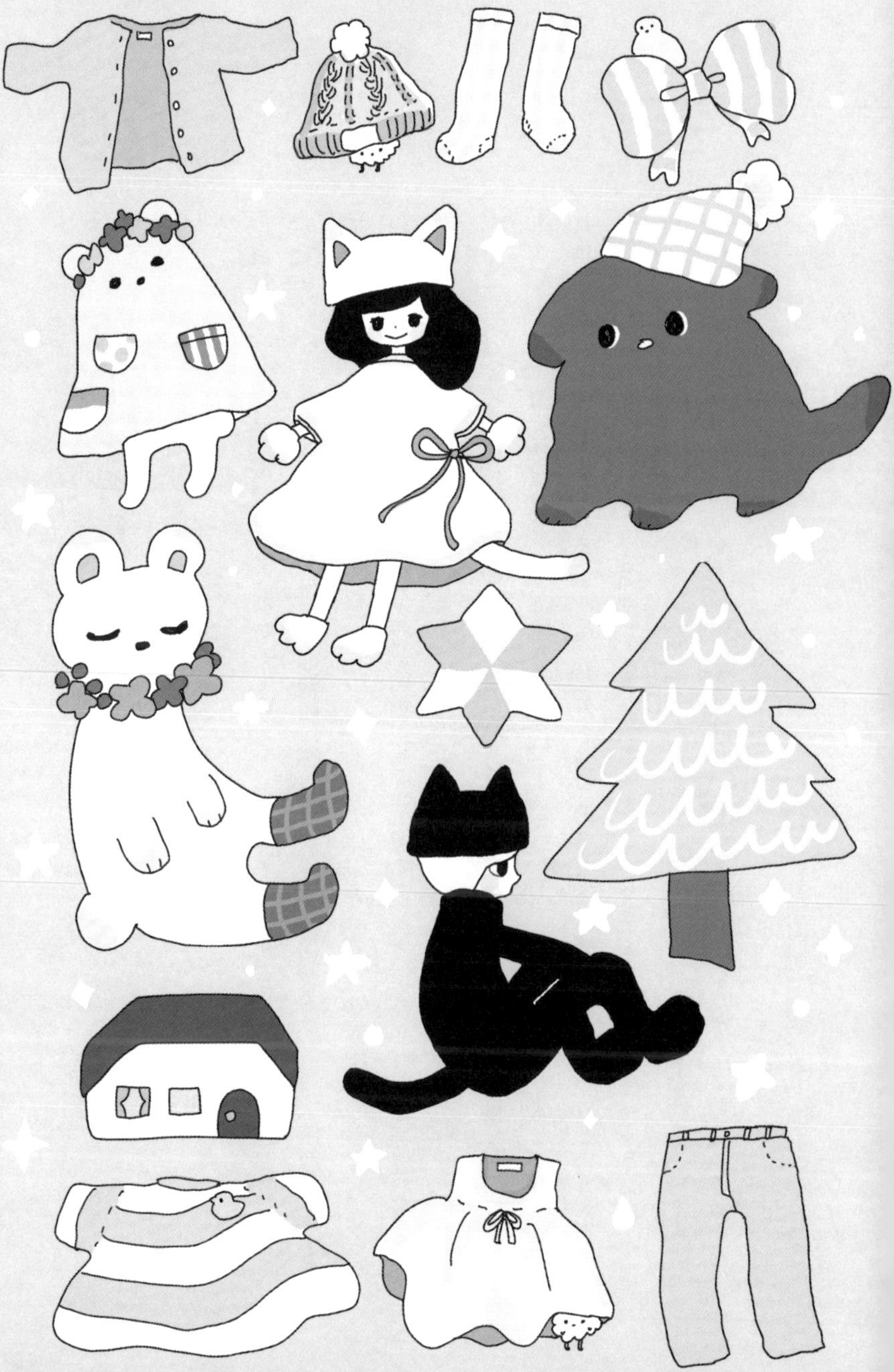

HEKOMANAI

79

100

不安を客観的に見つめて受け入れる

「自分のことは自分が一番よくわかっている」と思っているかもしれませんが、意外とそうでないこともあります。人は自分の状態に、思いのほか無頓着なもの。「無理をしすぎて倒れてしまう」くらいにならないと、自分の心や体がどれくらい大変なのか、わからないことのほうが多いのです。自分の状態を正しく把握するためにも、自分を客観視することを習慣にするのは大切です。

そこで登場するのが、自分の中にいる「もう一人の自分」です。もしも自分がイライラしていたら、「なんでイライラしているの?」と口に出し、話しかけてみましょう。実際に声に出して問いかけてみることで、意外と自分のことを冷静に見つめられるようになるものです。「イライラしている理由……もしかすると、もうすぐ生理だから、そのせいかもしれない」というように、理由が見つかったらラッキーです。こうした問いかけを繰り返し、自分を客観視できるくせがついていけば、不安を減らしていけるはずです。

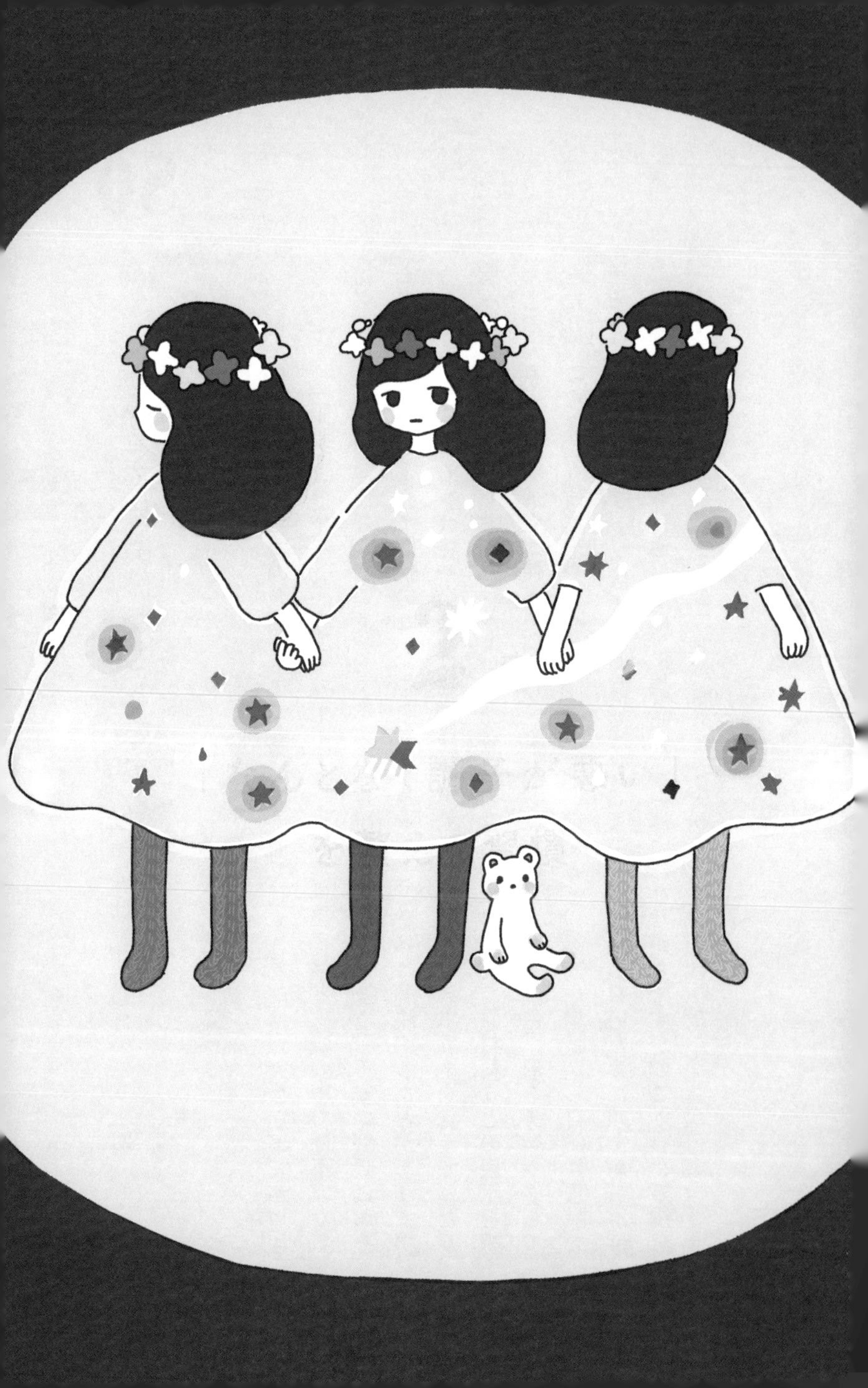

HEKOMANAI

80

100

あえて無関係なことをする

大事なプレゼンや会議での発表など、大勢の人の前で話すことには、大きな不安がつきものです。「緊張するな！　緊張するな！……」と思えば思うほど、頭の中では不安な気持ちがどんどん大きくなっていく。そんな経験は誰しもあるでしょう。不安や緊張におそわれたときには「あえて関係のないことをしてみる」と、意外に解決することがあります。

たとえば、プレゼン会場や会議室にある時計を見て、その形やメーカーを覚えてみたり、飲み物として用意しておいたペットボトル飲料のラベルに書かれた原材料などの表示を読んでみたり、会議参加者が使っているノートパソコンのメーカーや色、形をチェックしてみたり。こんなふうに本来やるべきではないことをすると、不安や緊張から自然に意識をそらすことができます。「不安を感じないようにしよう」「緊張しないために頭をからっぽにしよう」と思っても、逆にそのことで頭がいっぱいになりがちですが、こうした方法をとると不安や緊張から遠ざかることが簡単にできるので、おすすめです。

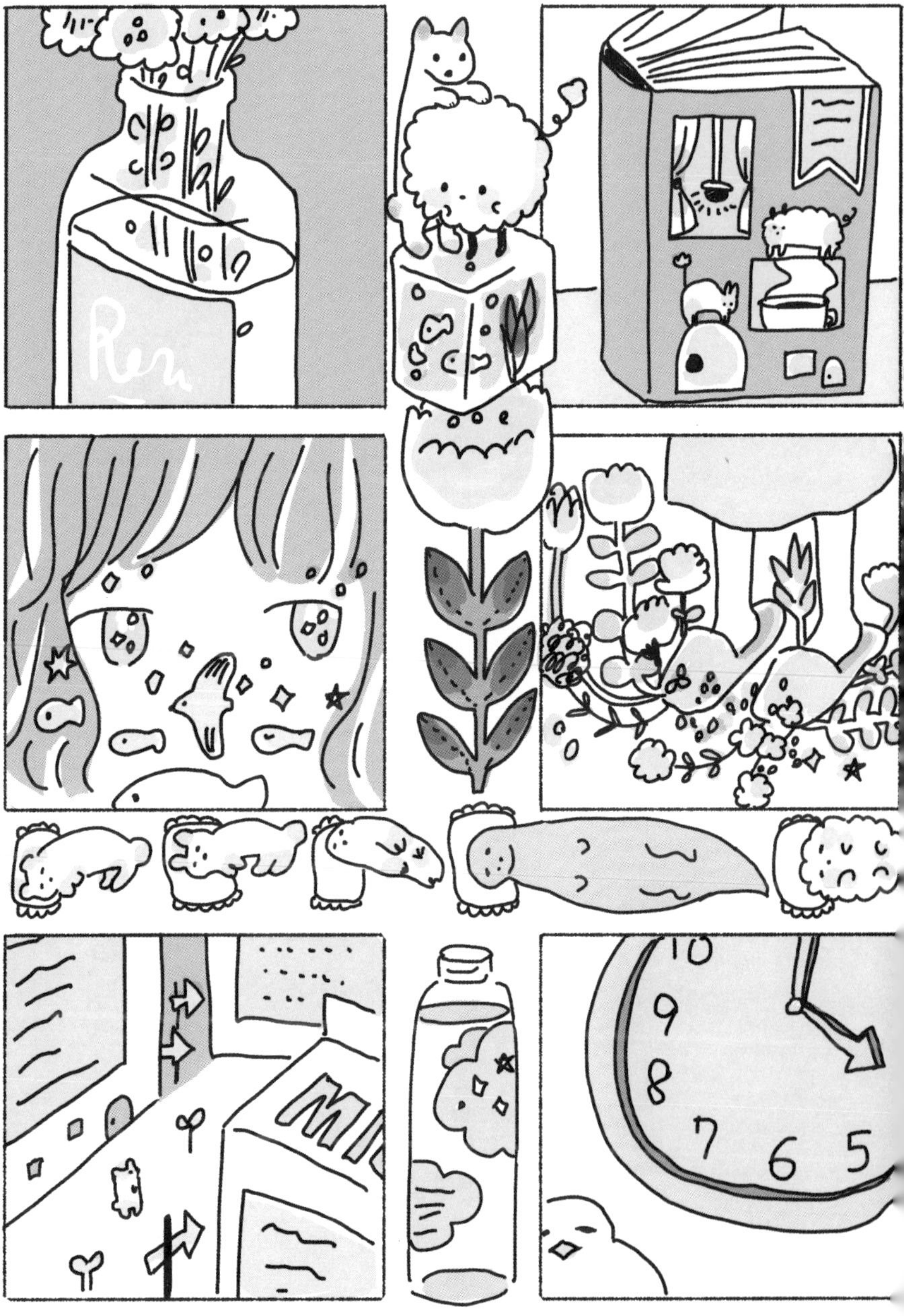
Ren

HEKOMANAI

81

100

心配ごとは「心配ＢＯＸ」にしまう

ふと気がつくと、心配ごとや不安で頭がいっぱい。それで気分が重たい状態がずっと続いている。こんな気分から逃れて、今やるべきことに集中したい……。そんなときには、あなたの心の中を支配しているその心配ごとや不安を、いったんどこかに片付けてしまいましょう。たとえば、心の中に「心配ＢＯＸ」を作り出し、心配ごとをまとめて、その中に放り込みましょう。もしくは心配ごとを紙に書いて、実際にカギのかかる箱の中に入れるのも、スマホのメモ帳にメモしてロックするのも有効です。一時的に忘れることができるのなら、どんな方法でもよいでしょう。

こんなことをしても心配ごとそのものがなくなるわけではありません。ですが、一時的にでも心配ごとや不安について考えなくなれば、本来の自分を取り戻せます。頭から離れない心配ごとは、ひとまず心のＢＯＸに、そっとしまっておきましょう。

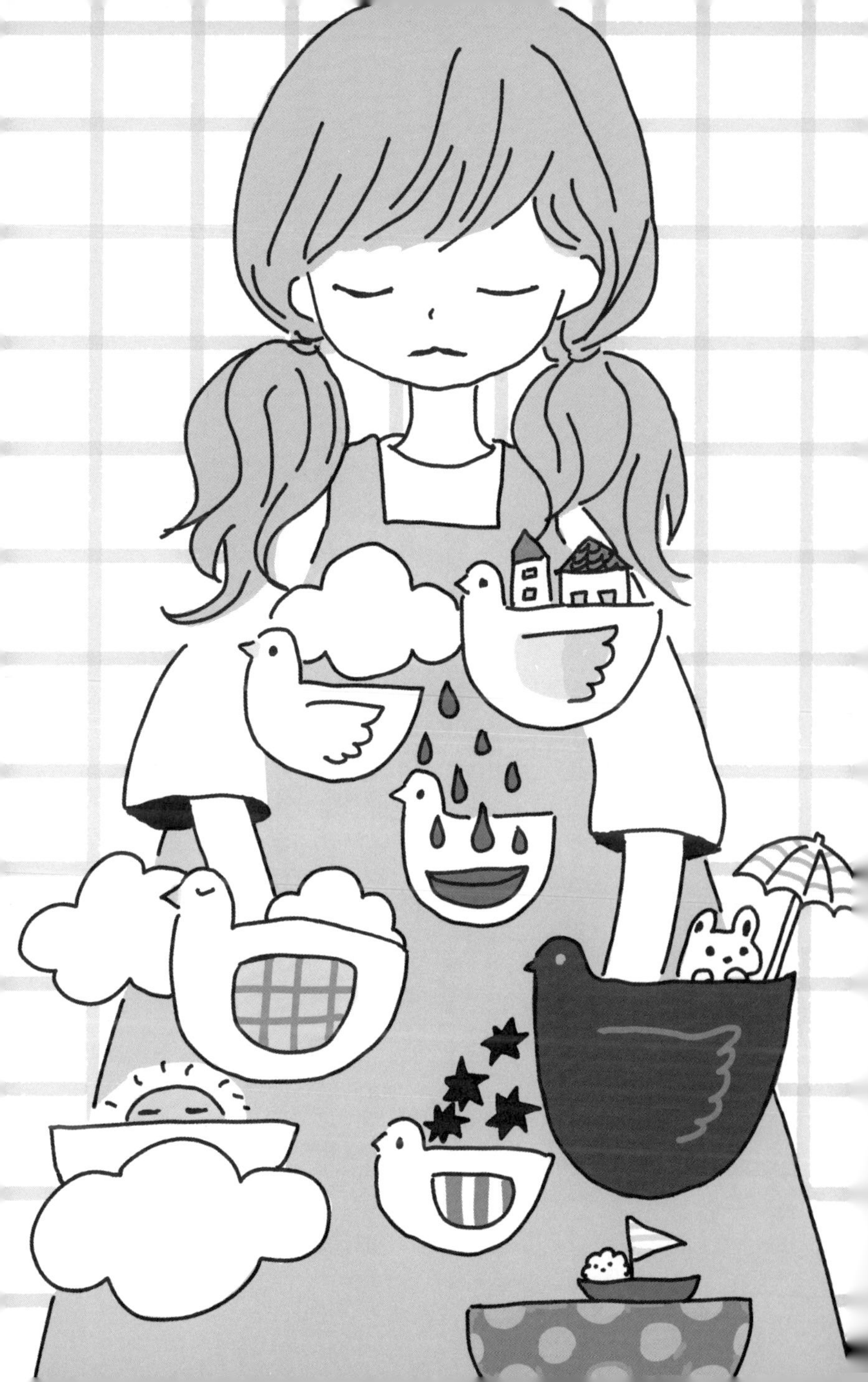

HEKOMANAI

82

100

ひとりぼっちではないと意識する

不安や心配ごとを抱えているときこそ、気の置けない同僚や仲のよい友人など、あなたを支えてくれる相手とつながりましょう。そしてその相手に、今あなたが直面している不安や心配ごとを話しましょう。悩みごとは、誰かに話すことが大切です。話すことは、混乱しているあなたの頭の中を整理するのに役立ちます。整理されることで、解決に導くための気づきが生まれることもあるでしょう。また、悩みごとを話すことで、話した相手が一緒に荷物を持ってくれたような気持ちになり、心の平穏がもたらされるという効果もあります。

もしそうした相手が誰もいなかったら、SNSに匿名で発信してみるのもよいでしょう。あなたの心に寄り添ってくれる誰かが、きっと見つかるはずです。ただし、SNSの場合、相手との距離感は慎重に。

どんな場面でも「自分はひとりぼっちだ」というように、自分で自分を追い込まないようにします。「決して一人ではない」と強く意識しましょう。

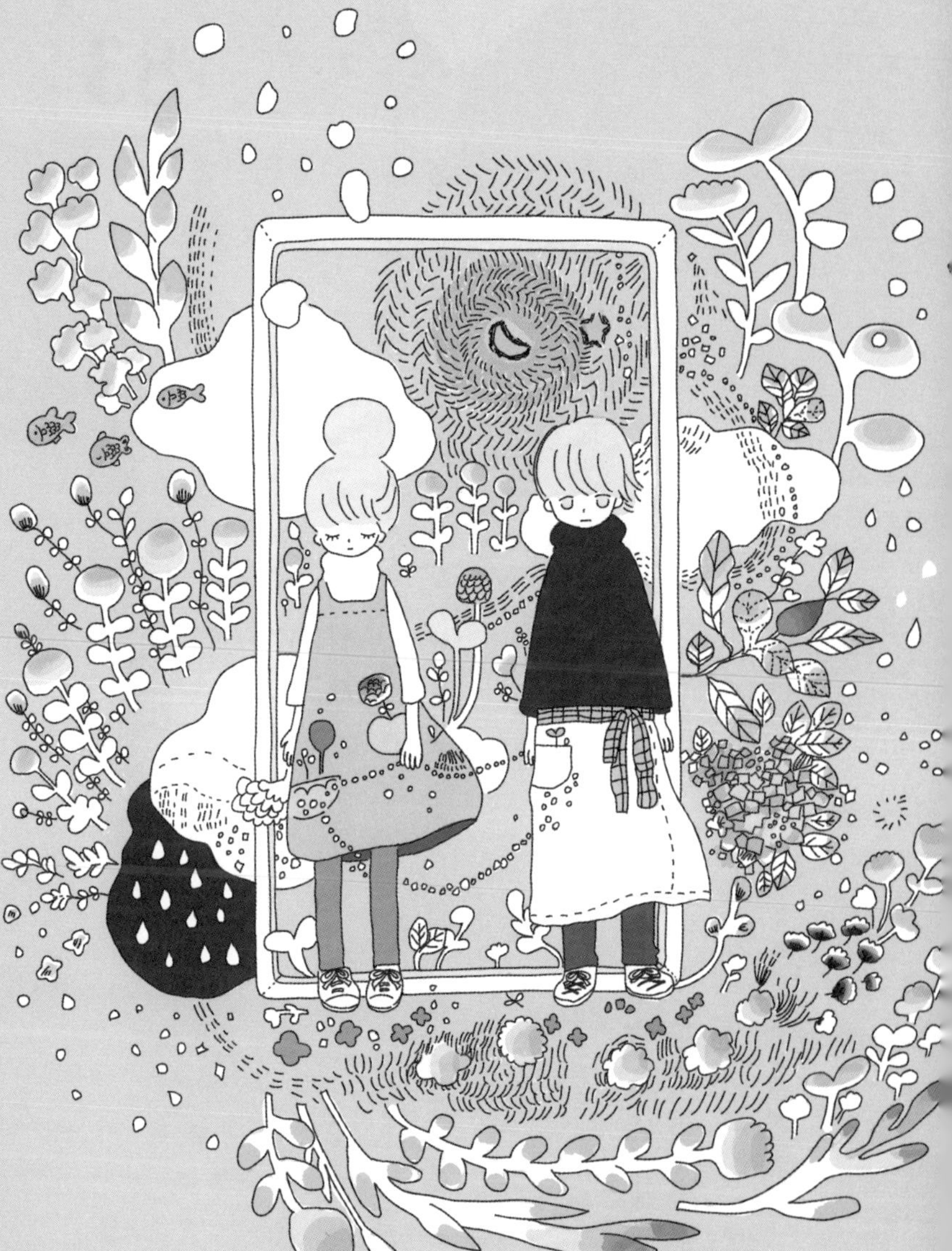

HEKOMANAI

83

100

持っているものを確認する

人は、自分と誰かを比べたとき、「自分が持っていないもの」に注目してしまう傾向にあります。高級ブランドのバッグや靴、限定販売のコスメ、行列しないと買えないスイーツなど、自分が手に入れたことのないものを持っている相手をうらやんだり、妬んだりするとともに、それらを持っていない自分はだめだと、自分自身を責めるような感情を抱き、このままでいいのかと不安を感じることもあるでしょう。でも、高級ブランドや限定販売のコスメやスイーツを持っていないことは、そんなに不幸でしょうか？

たしかに、ある一面から見れば不幸に感じられるかもしれません。でも、あなたはそれ以外に、すでにたくさんのものを持っていませんか？ 自分の持っているものなんて、誰もが持っていて当然のもの？ そんなことはありません。家族や仕事、受けてきた教育……。「のどから手が出るほどほしい」と思っている人もいます。不安を感じたときは、自分が「持っていないもの」ではなく「持っているもの」を考えることが大切です。

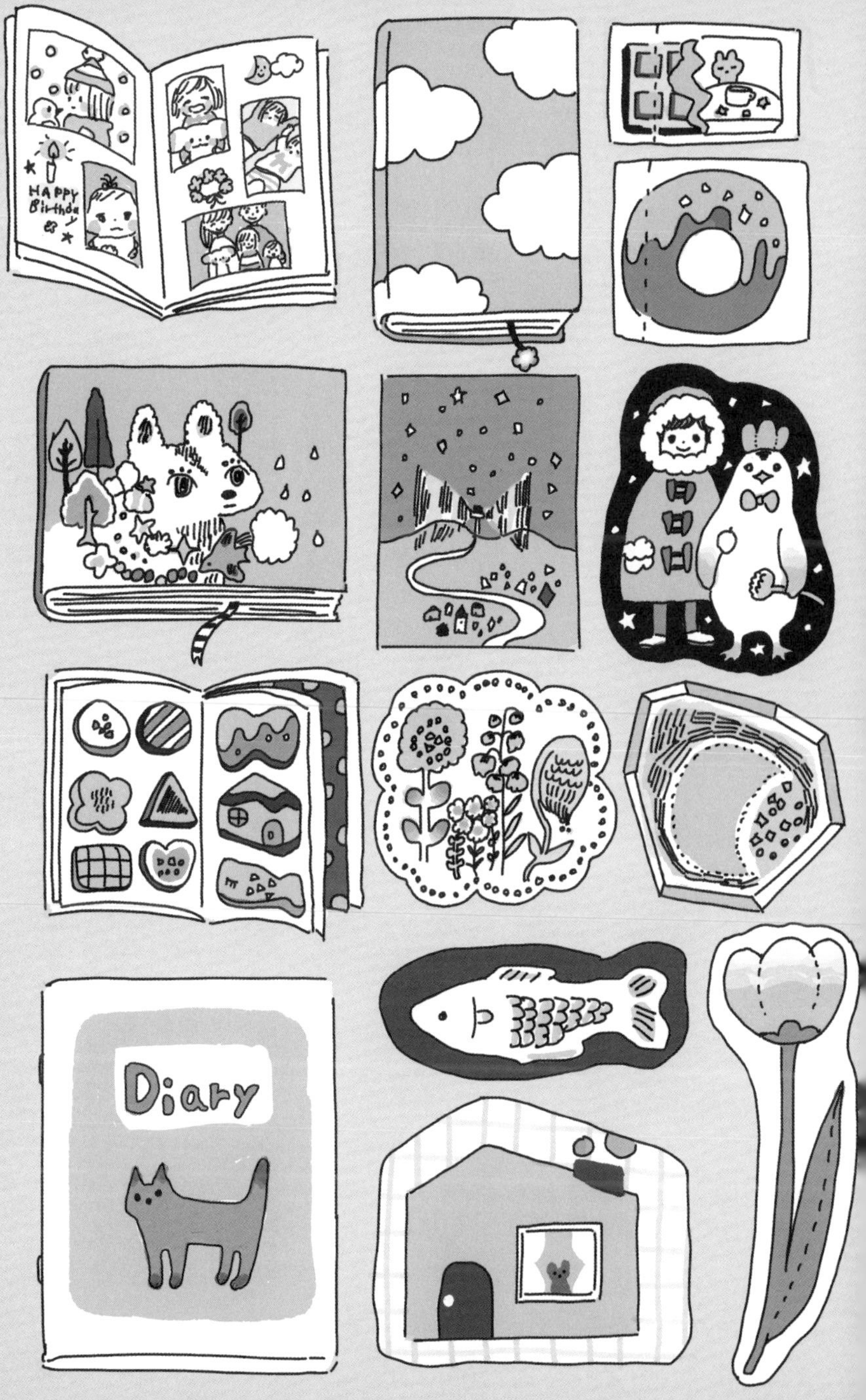
HAPPY
Birthday
Diary

HEKOMANAI

84

100

しこを踏む

「しこ」とは、相撲の力士が土俵上で行う、片足を高く上げ、強く地面を踏み込む動作のことです。この動きには、大地を踏んで鎮めるという意味があるそうですが、じつは私たちにとっても心を鎮め、落ち着けるという効果があるのです。

苦しいことや不安なこと、つらいことがあると、私たちの体の力は、上へ上へと向かう傾向があります。たとえば、つい頭に血がのぼったり、呼吸が激しく浅くなったり、筋肉が硬くなって首や肩のコリがひどくなったりするのはそのせいです。不安によって、こんな症状が生じたときにこそ、深呼吸をして、10回、しこを踏んでみましょう。強く地面を踏み込むしこの動作が、上へ上へとあがった力を下へ下へとさげ、落ち着かせてくれるはずです。スクワット運動でも同様の効果が期待できます。

不安な気持ちはこのように案外、簡単な行動で解消されるものです。だまされたと思って試してみてください。

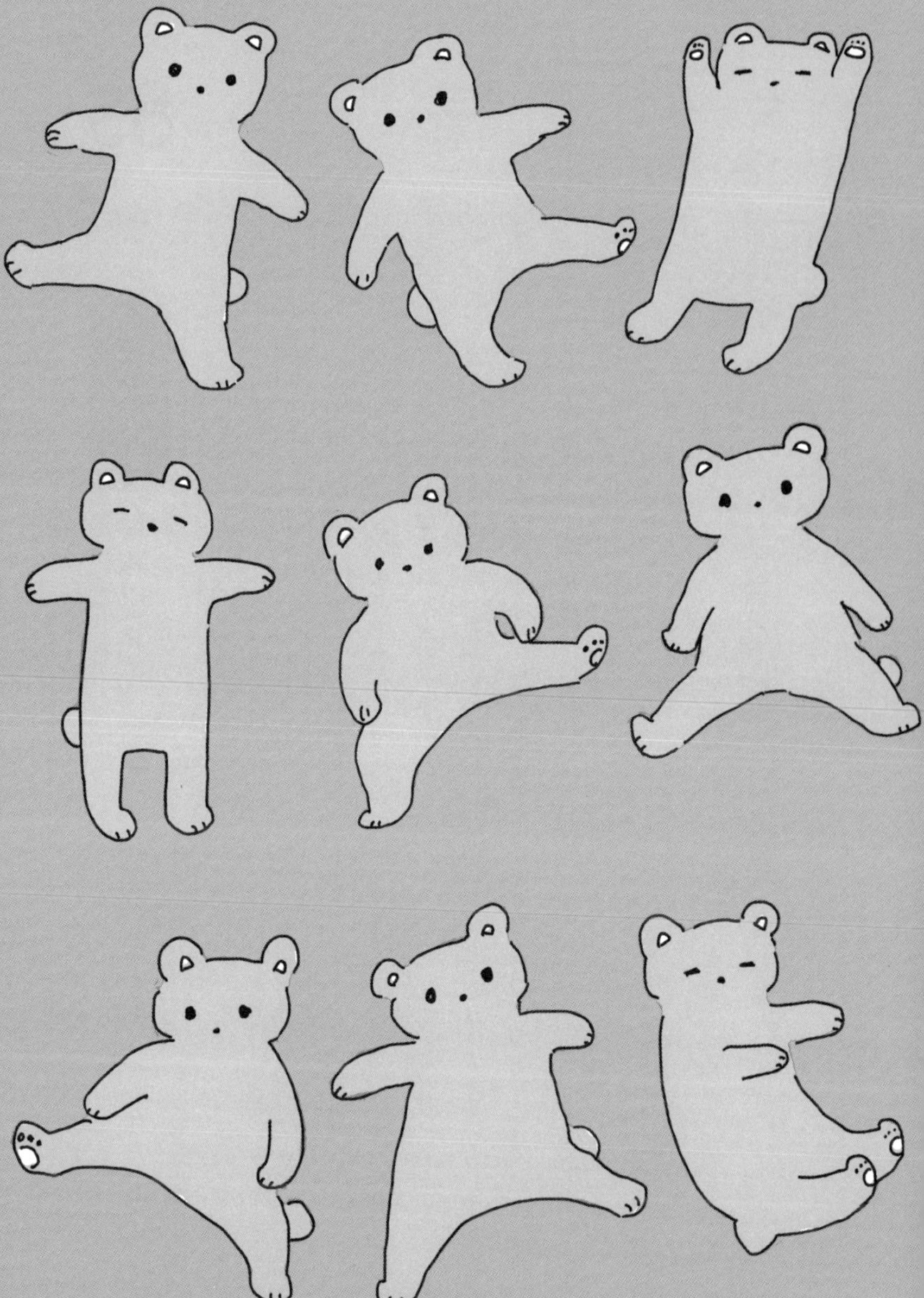

HEKOMANAI

85

100

ストレスは複数持つ

「ストレスは少ないほうがいいといわれるのに、複数持つなんてどういうこと?」と思う人がいるかもしれませんね。でも、じつはこれ、理にかなった方法なのです。

ストレスはたしかに、多いよりも少ないほうがいいでしょう。ただ、たったひとつのストレスしかないと、それはそれで大変です。ひとつだと、どうしてもそれに過度にとらわれてしまいます。たとえばバイト先がひとつしかない場合、そのバイト先がもし倒産してしまったら、あなたは路頭に迷ってしまうため、この世の終わりのような気分に陥るでしょう。でも、複数のバイトを掛け持ちしていれば、「ほかでなんとかすればいいよね」という気持ちになり、少し心が楽になりますよね。

ストレスもこれと同じです。ひとつだけだとそれに固執し、クヨクヨ悩んでしまいますが、複数あると分散され、ストレスへの耐性も強くなっていきます。ひとつのストレスに振り回されるくらいなら、複数持って耐性を高めるほうを選びましょう。

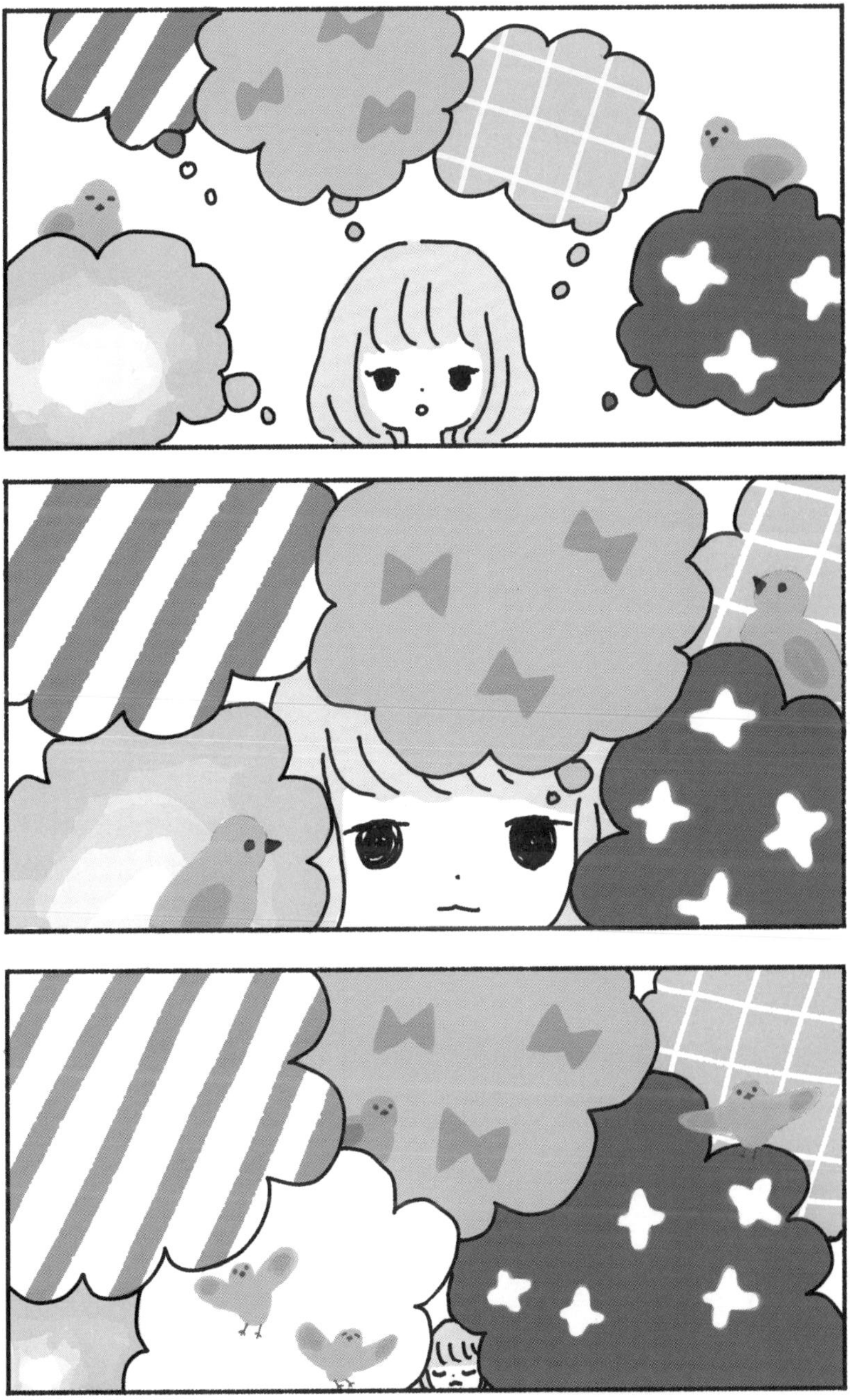

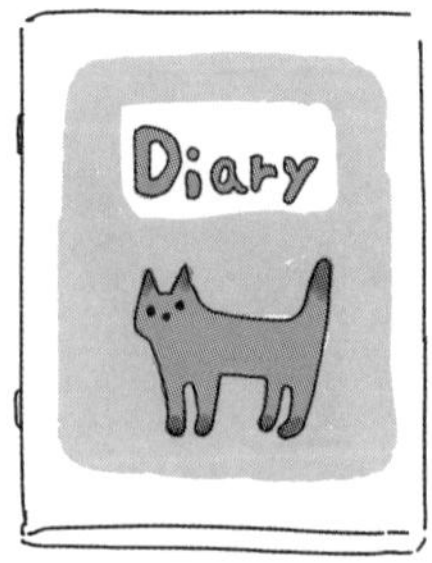
Diary

HEKOMANAI

86 - 100

100

7章

「イライラする」を整える習慣

HEKOMANAI

86

100

定期的に外の景色を見る

やってもやっても終わらない仕事や、調子の悪いパソコン……思いがけず生じるトラブルに時間を取られると、ついイライラしてしまいます。一般的にイライラの原因は大きく2つに分けられるといわれています。ひとつは、自分の思いどおりに物事が運ばないときに生じる精神的なイライラ、そしてもうひとつは、主に女性に生じやすい、自分の意思とは無関係に生じる、ホルモンバランスの変化によるイライラです。また、その両方が合わさったイライラもあります。

イライラを感じたときの解消法はいくつかありますが、あなたが屋内にいてイライラを感じたときには、定期的に外の景色を見るなどして目を休めてみましょう。空を見上げてみるのもいいでしょう。

忙しい日々の合間にこそ、ゆっくり景色や空を見る機会をつくり、上手に気分転換をはかってください。

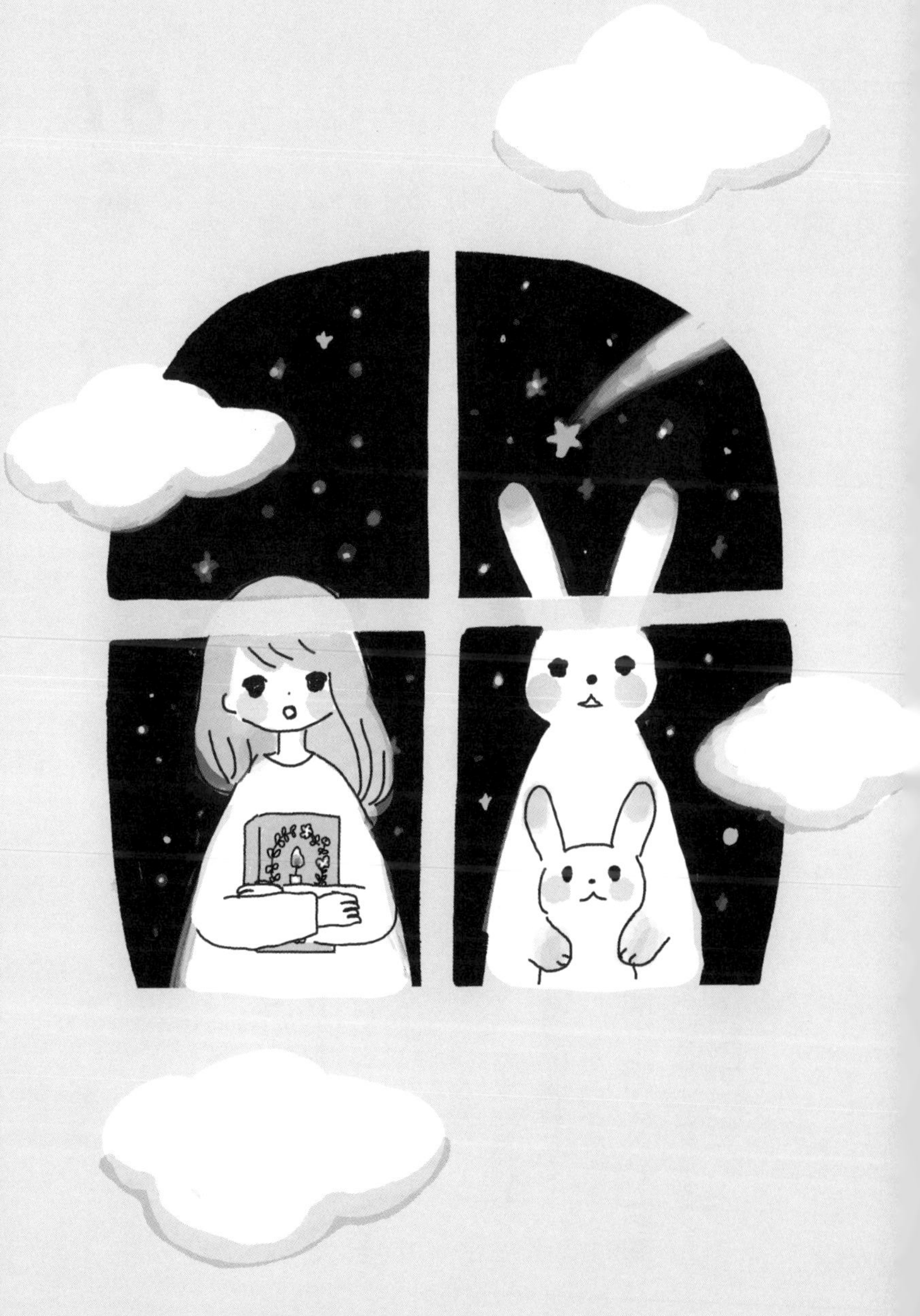

87

100

一日3分間の腹式呼吸

腹式呼吸とは、息を吸うときにお腹をふくらませ、吐くときにお腹をへこませる呼吸法のことです。まずは鼻からゆっくりと息を吸い込みながら、吸った息をためるイメージでお腹をふくらませていきます。そうしたら次は、お腹にためた息を口からゆっくりと吐き出していきましょう。吸うときの倍くらいの時間をかけて、ゆっくりゆっくり、体の中の嫌なものを全部吐き出すような気持ちで行います。

腹式呼吸には、自律神経のバランスを整えて、イライラやストレス、不安な気持ちなどを落ち着かせる働きがあります。自律神経が乱れると、いろいろな感覚が過敏になり、いつもは気にならない刺激に反応して、イライラやストレスを感じてしまうことがあります。「イライラしているな」と自覚したら、3分間、腹式呼吸をして自律神経のバランスを整えましょう。腹式呼吸をしている間は、なるべく頭の中をからっぽにすることもポイントです。イライラやストレスの原因になることは考えず、呼吸に集中しましょう。

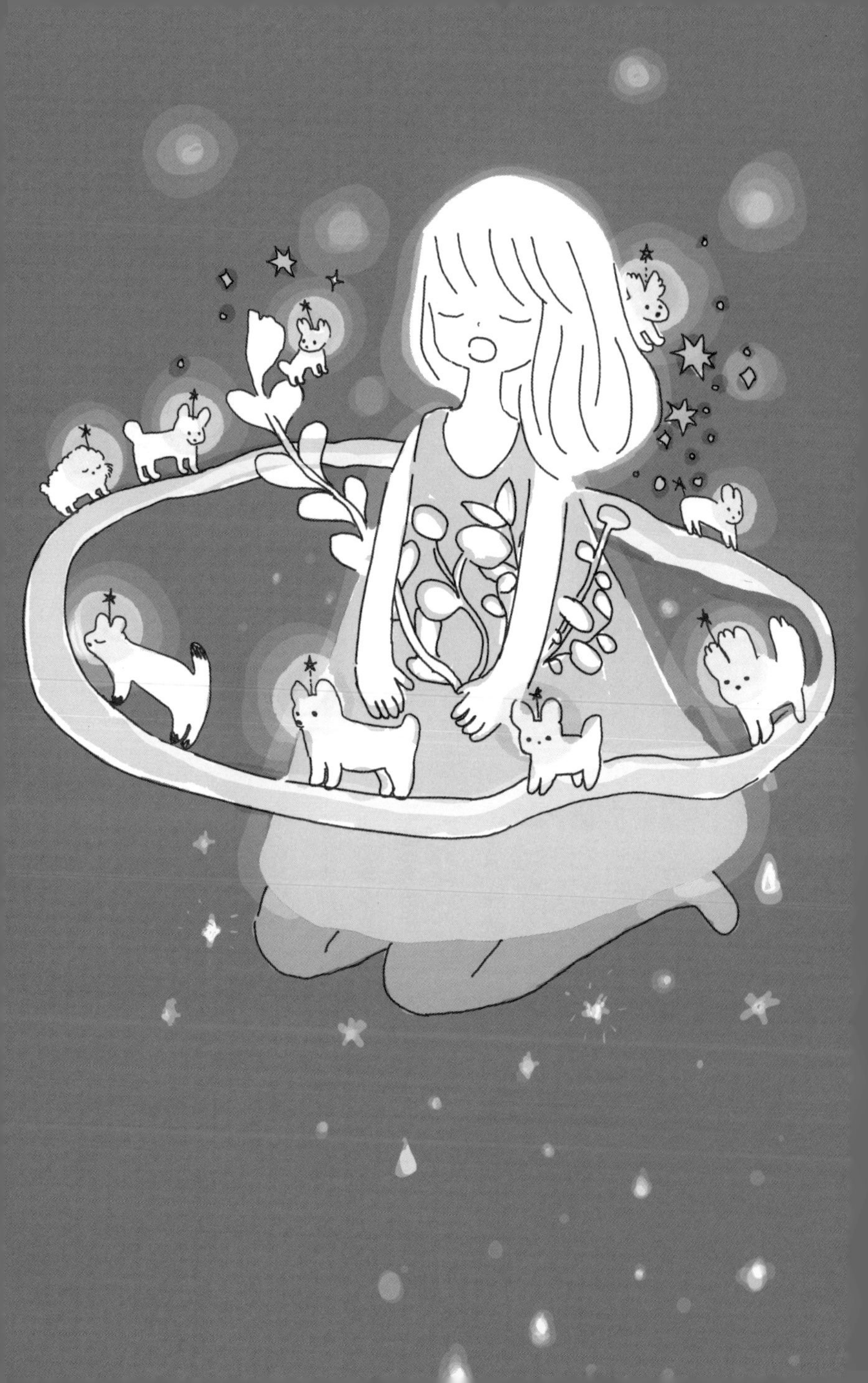

HEKOMANAI

88

100

歌を歌う

イライラやストレスが募ったときには、思いきり大きな声を出したり歌ったりするのも、うつうつとした気分が解消されるのでおすすめです。大声を出すことで、心の中のイライラも一緒に吐き出されるようなイメージができ、すっきりします。

単に「ワァーッ！」や「ウォーッ！」といった大声を出すだけでもストレス解消の効果は期待できますが、歌を歌うと、さらに効果が高まります。歌うことには、大声を出してすっきりしたり、楽しい気持ちになったりするほかに、唾液の分泌を促す働きもあります。

74（178頁）でも説明しましたが、唾液が増えると、唾液に含まれるコルチゾールというストレスを感じて分泌されるホルモンの割合が減っていきます。それによってストレスも減り、リラックスした気持ちになりやすいということです。イライラやストレスを感じたら、カラオケで熱唱するなどして、歌と一緒にネガティブな気持ちを吐き出してしまいましょう。

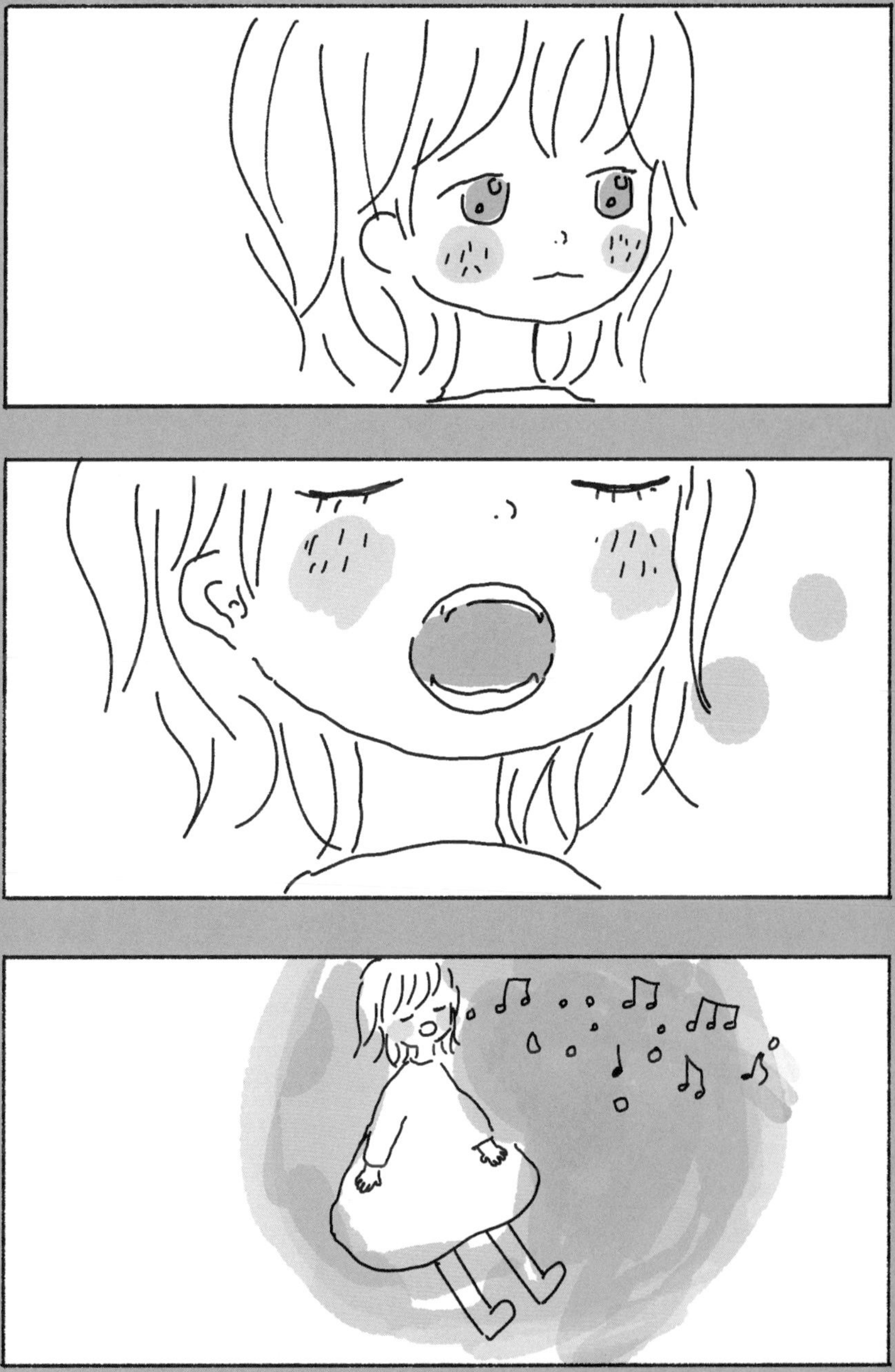

HEKOMANAI

89

100

体に力を入れてストンと抜く

イライラしているときは、心だけでなく体もガチガチに緊張しています。一方で、心がリラックスしているときは、体もリラックスしてゆるんでいます。このように心と体は連動しているもの。ということはつまり、体が緊張しているときにそれをゆるめることができれば、連動して心の緊張もゆるめられるということになります。この法則を利用して、心と体の両方をうまくリラックスさせていきましょう。

イライラしているな、と感じたら、一度ギューッと全身に、思いっきり力を入れます。そうしたら今度は、一気にそれをゆるめます。こうすると、力んでいた体から力がストンと抜けてリラックスできるはずです。そうすることで心もゆるみ、イライラが消えていくでしょう。「両手のこぶしをギューッと握りしめてから、パッと手を開く」「両目を思いっきりつむってから目を開ける」などでも同様の効果が期待できます。この方法を習慣にすると、肩こりや頭痛の回避にもつながります。

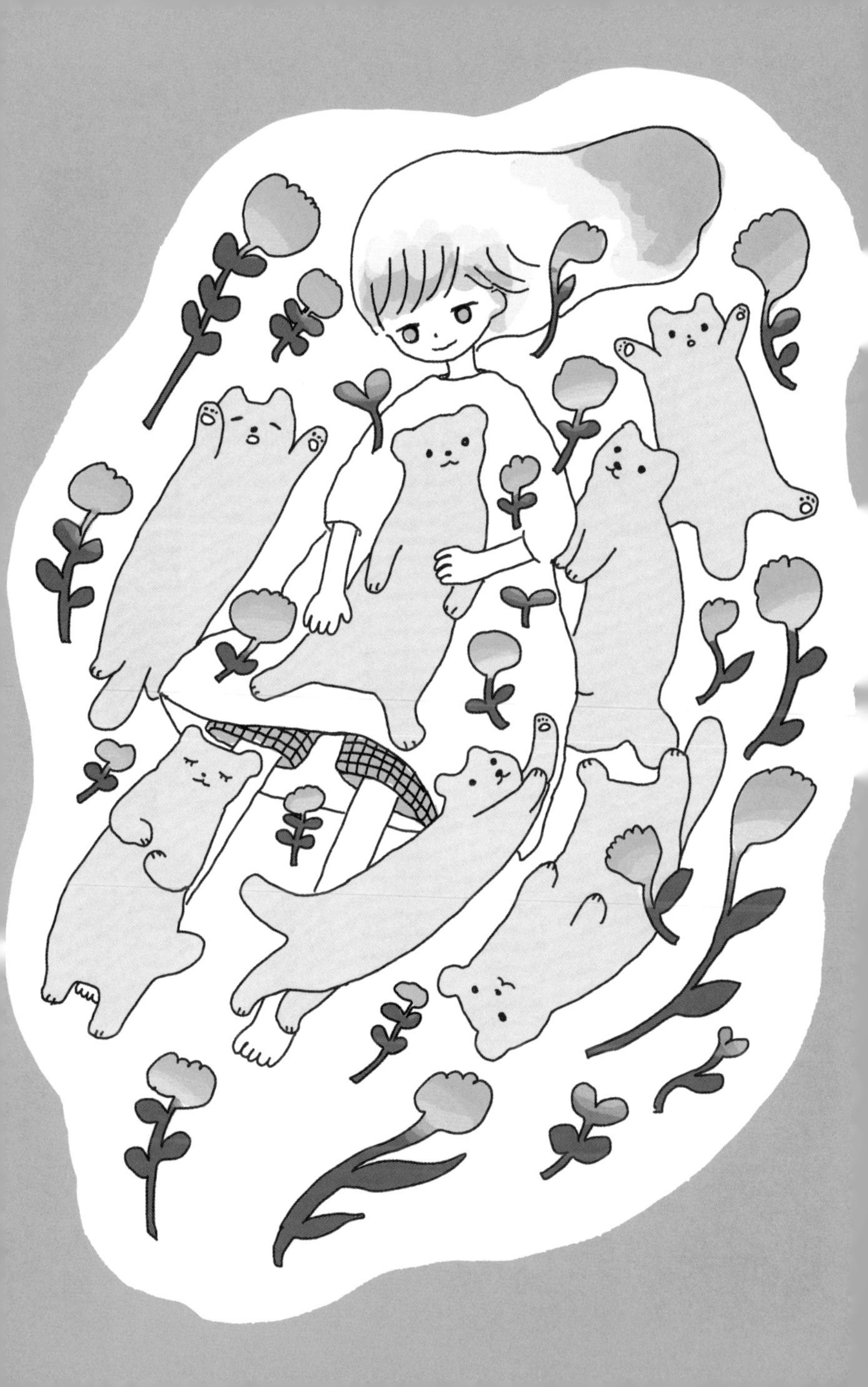

HEKOMANAI

90

100

呼吸に意識を集中する

イライラしたりストレスを感じたりといった状態は、可能な限り回避できたほうがよいのは当然ですが、そうはいっても、完全に避けることは不可能です。大切なのは、イライラやストレスを感じたときに、うまく対処する方法を知っておくことです。**85**（２０２頁）の腹式呼吸のところでもお伝えしましたが、呼吸には自律神経のバランスを整えて、イライラやストレス、不安な気持ちなどを落ち着ける働きがあります。心の乱れを感じたら、呼吸に意識を集中させてみましょう。この方法は「マインドフルネス」と呼ばれる瞑想の一種で、パニック障害やうつ病などの治療にも取り入れられています。

呼吸に意識を集中させる方法は、場所や時間を選ばず、いつでもどこでも簡単にできるというメリットがあります。強いストレスを感じて感情が高ぶってしまったら、目を閉じてゆっくり呼吸をしてみましょう。呼吸に集中していると、思考をオフしやすくなりますし、気持ちが徐々に落ち着いて、穏やかな状態をつくることができます。

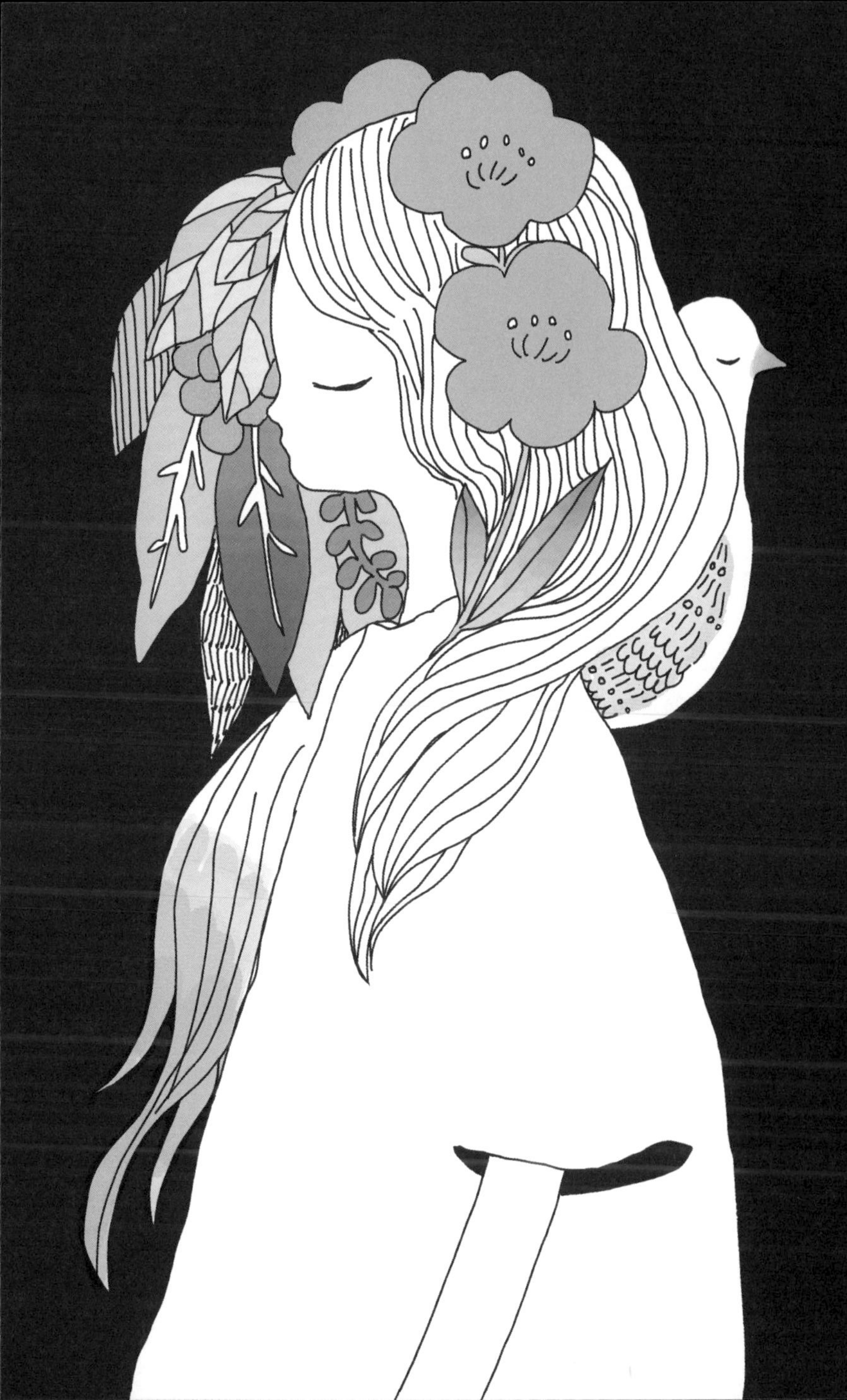

デーツを摂る

イライラすることが多い傾向にある人は、鉄分が不足している可能性があるかもしれません。そんな人におすすめなのが「デーツ」です。デーツはナツメヤシの実で、日本ではドライフルーツとして売られているのをよく見かけます。エジプトの女王・クレオパトラも好んで食べていたといわれるデーツには、鉄分が豊富に含まれています。女性は特に生理などの影響で鉄分が不足しがちです。鉄分が不足すると体内に運ばれる酸素が減り、疲れがたまりやすくなっていきます。その疲れが原因で、よりイライラしやすくなることもあるでしょう。また、鉄分以外にもデーツにはカルシウム、ビタミンB、亜鉛といったイライラを鎮める効果のある栄養素が含まれていて、ストレス緩和効果も期待できます。

鉄分不足やストレスに悩まされている人は、デーツを常備しておくとよいでしょう。デーツを摂る習慣で、心や体の不調を改善していきましょう。ただし、高カロリーなので、食べすぎにはくれぐれも注意してください。

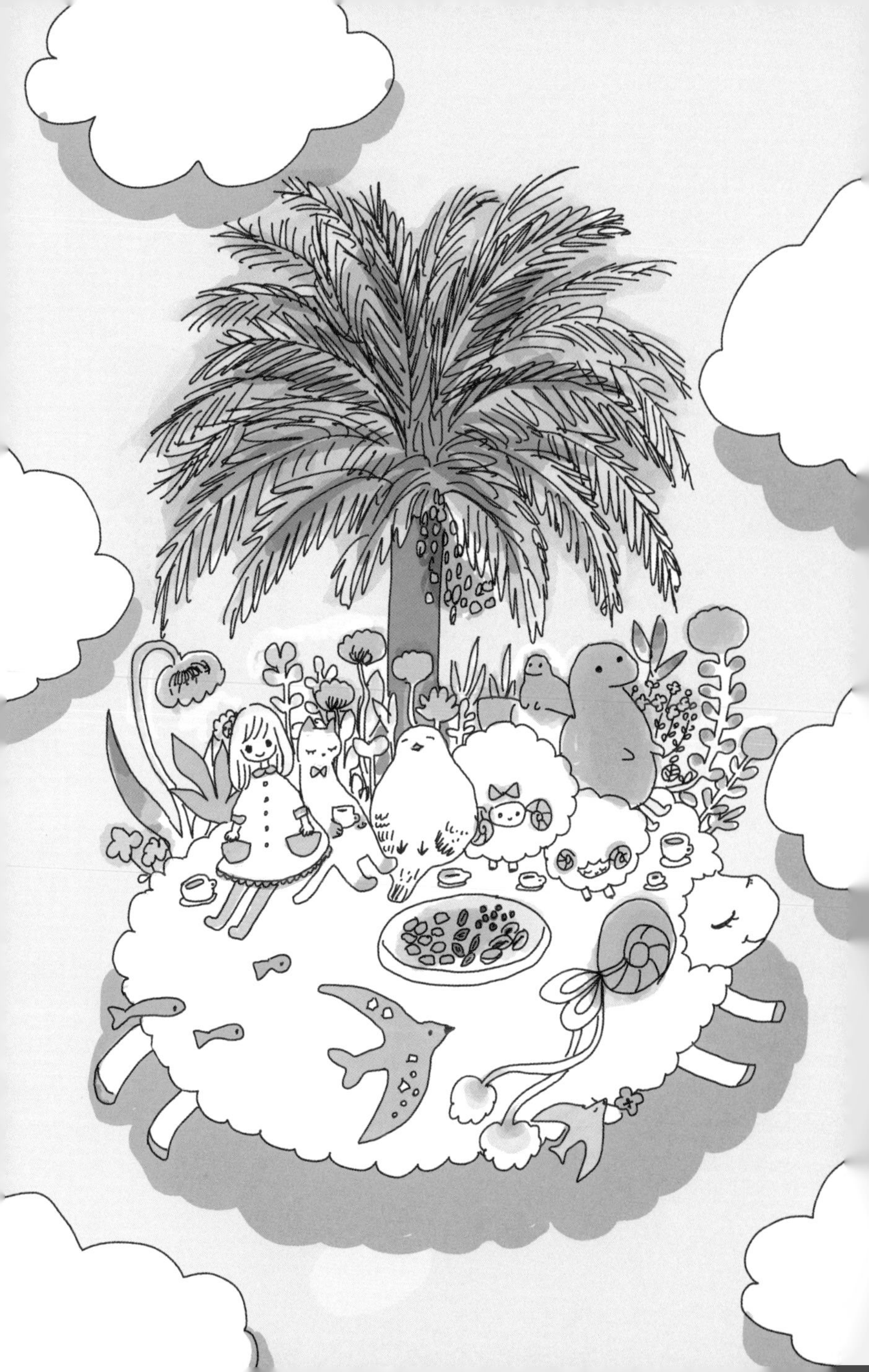

HEKOMANAI

92

100

姿勢をよくする

意外なことが、心の健康に影響を与えることもあります。じつは「姿勢」も心に影響を与えることのひとつです。アメリカのある研究によると、顔を上げて胸を張って姿勢をよくした場合と、猫背で前かがみになって姿勢を悪くした場合とでは、姿勢をよくしたときのほうが、ストレスや痛みに耐えやすくなるそうです。一方、悪い姿勢だと、前かがみになることで肺が圧迫されて呼吸が浅くなり、全身に酸素や栄養が行き届かなくなったり、首や肩の筋肉や関節に余計な負担がかかったりするため、自律神経のバランスが乱れてストレスの影響を受けやすくなります。

また、姿勢が悪いと、片頭痛の原因にもなります。よい姿勢を保つには、背中や腰、お尻などの筋肉を使いますが、そうすると、幸せホルモンであるセロトニンがたくさん分泌されるので、ストレスを感じにくい状態をつくることにもつながります。つらいことがあるとうつむいてしまいがちですが、顔を上げて姿勢をよくし、ストレスを撃退しましょう。

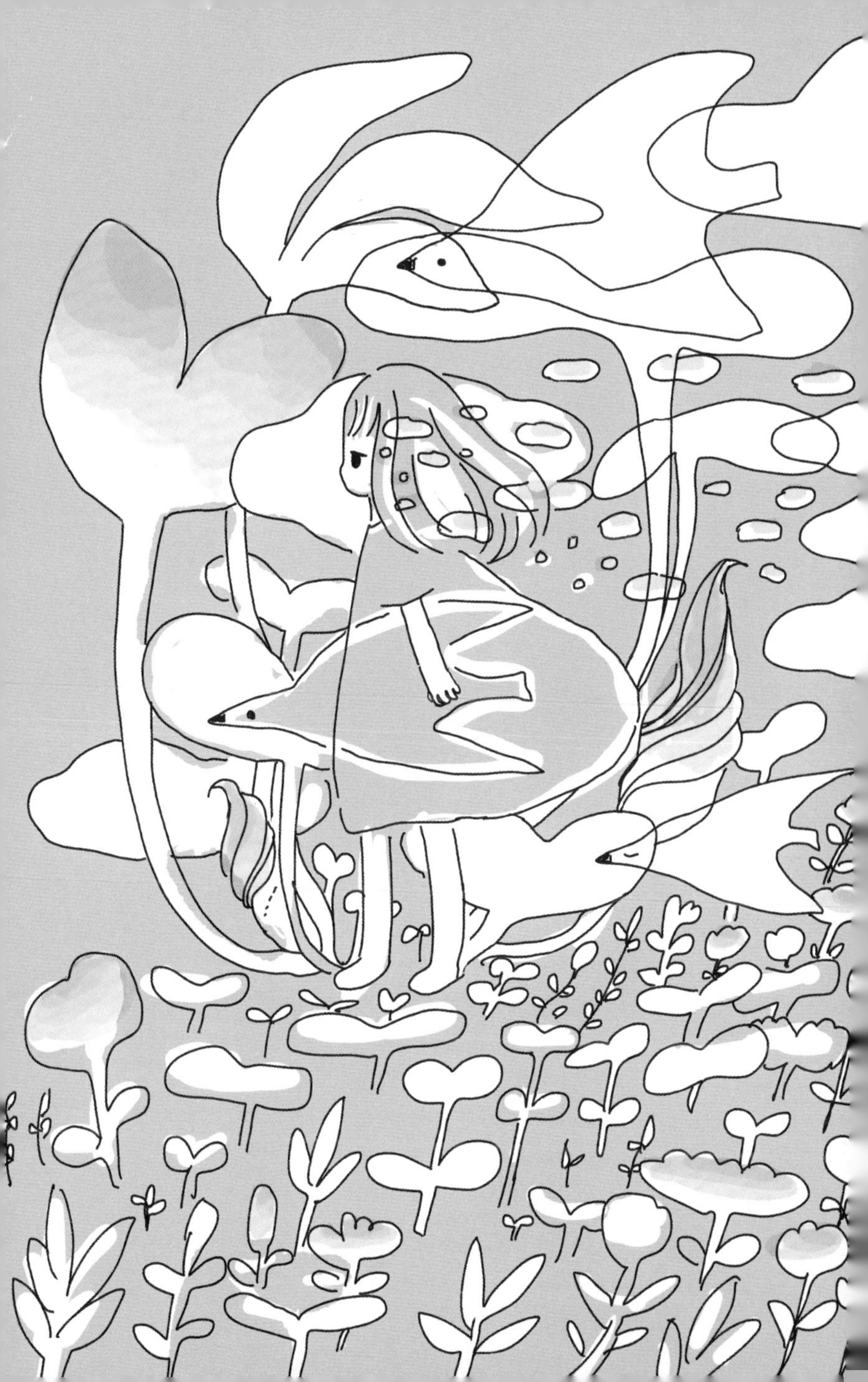

HEKOMANAI

93

100

ため息を深いため息に

ため息をつくと「何か嫌なことがあった?」と質問されたり、「幸せが逃げるよ」と言われたりすることがあります。

ため息をつくことには、ネガティブな印象があるかもしれません。でも、じつはため息は、心と体の緊張を解いたり、疲れを取ったりするのに、とても有効な行為です。ため息をつくと、リラックスしたときに優位になる副交感神経が刺激され、緊張がやわらいでいきます。深く、しっかりと息を吐ききるようにすると、イライラやストレスをより上手に逃がすことができるでしょう。

息を吸い続けると、場合によっては過呼吸を引き起こしてしまうこともあります。でも、息を吐くことには、大きなデメリットやリスクがほとんどありません。ため息はイライラを鎮めるための体の知恵。「ハーッ」と声が出るくらい大げさに、深いため息を何度も繰り返しついてみましょう。

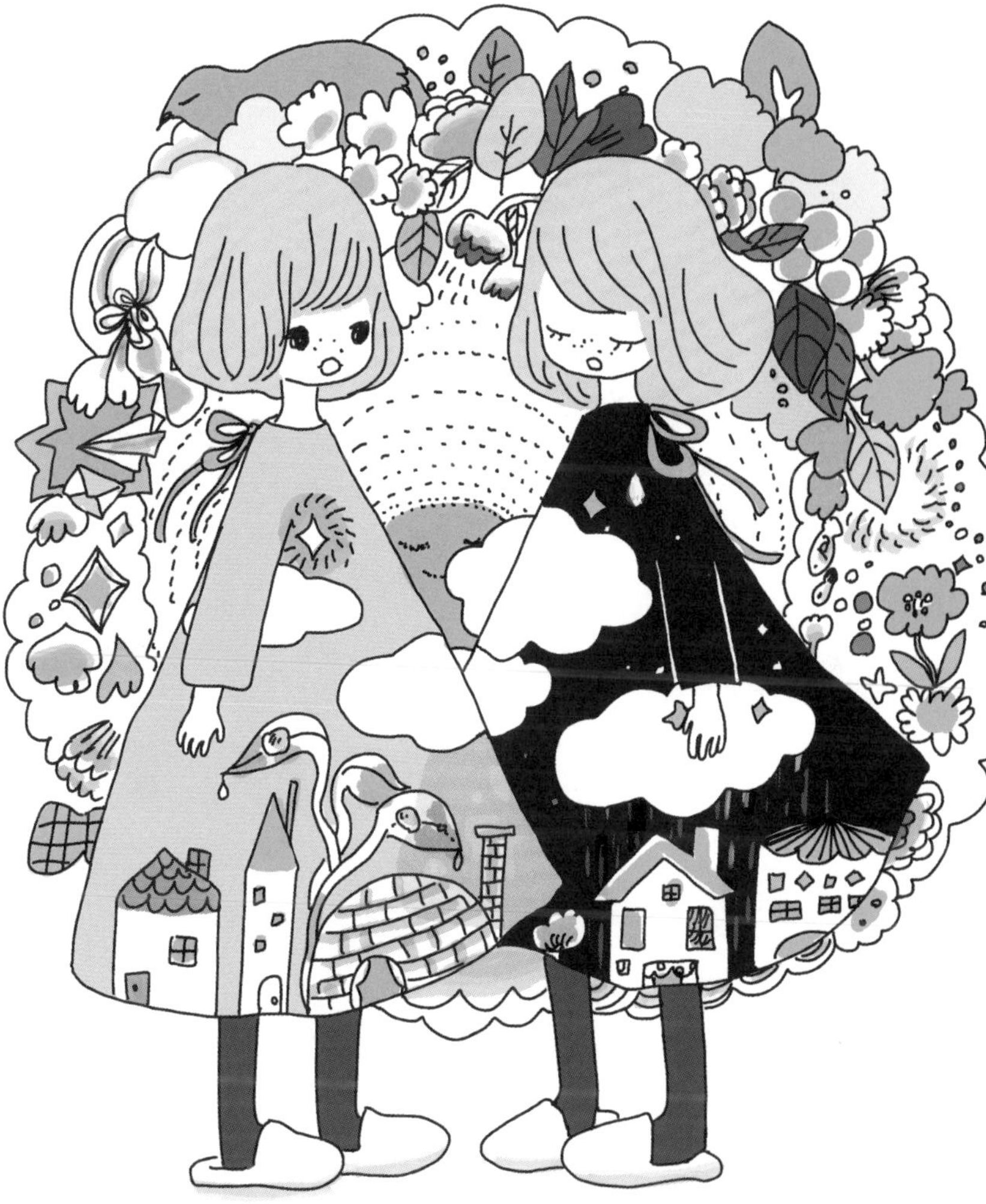

HEKOMANAI

94

100

比べない、評価しない

私たちは無意識のうちに、自分と誰かを比べてしまいます。「あの人は私よりお給料をたくさんもらっている」「あの人のSNSにはいつも、私よりたくさん『いいね！』がついている」「あの人のほうが私よりも部長に評価されている」などなど、自分と他人を比べてしまうのが人間です。でも、そんな比較は、イライラを生み出すもとです。誰かと自分を比べても、自分のお給料が上がったり、「いいね！」が増えたりするわけではありません。むしろイライラがたまるだけです。「他人は他人、自分は自分」と開き直り、気にしないことが大切です。

また、他人の評価を口にするのも、できれば避けましょう。よい評価なら構いませんが、悪い評価を口にすると、後々面倒なことになったり、「あんなこと言わなければよかった」と自己嫌悪に陥ることになったりして、ストレスを抱えてしまう可能性大です。結局は自分に返ってきてしまうだけなので、やめておきましょう。

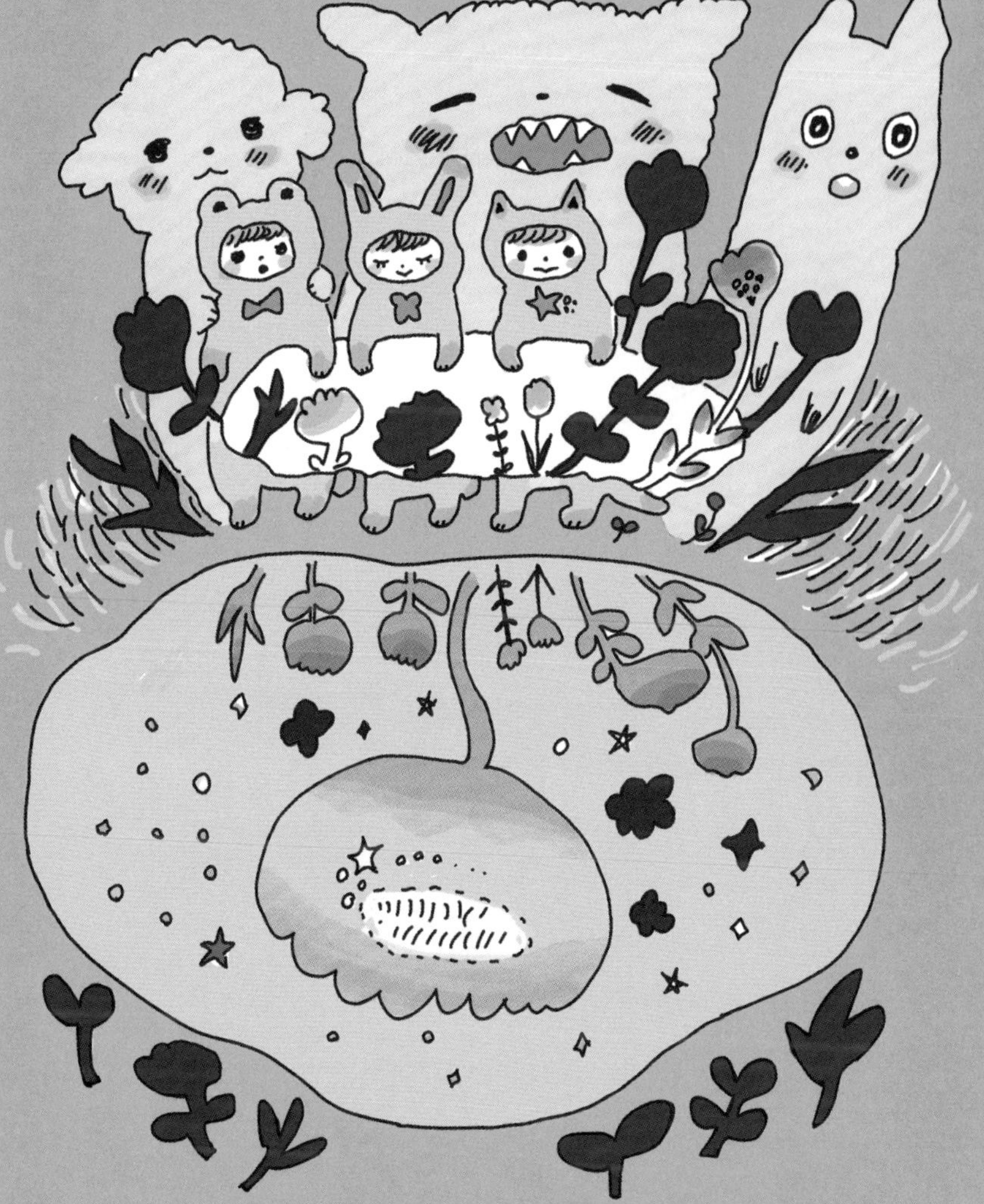

HEKOMANAI

95

100

水分不足にしない

「健康のために、1日2ℓの水分を摂取しましょう」といわれるように、水分の適切な摂取は、健やかな体を維持するために大切です。すでに紹介している**24**（70頁）、**29**（80頁）からもわかります。それは人の体の60％が水分でできていることも関係しています。血液や体液などの水分は、体の機能を保つのにとても重要な役割を果たしています。最近では、水分不足が体だけでなく、心の不調にも影響していることがわかってきています。アメリカで行われたある研究によると、若い男性の不安や疲労、若い女性のイライラや不機嫌、やる気の消失の原因が脱水症状にあるという結果が出ていて、水分不足と心の不調には関係のあることが明らかになっています。

イライラを感じたり、気分が落ち込んだりしたときは、水を一杯飲んで、心と体を潤すことを習慣にしましょう。また、ピンチのときほど焦らず、水を一杯飲んで、深呼吸をしましょう。落ち着いてきて、よい解決策が浮かんでくるはずです。

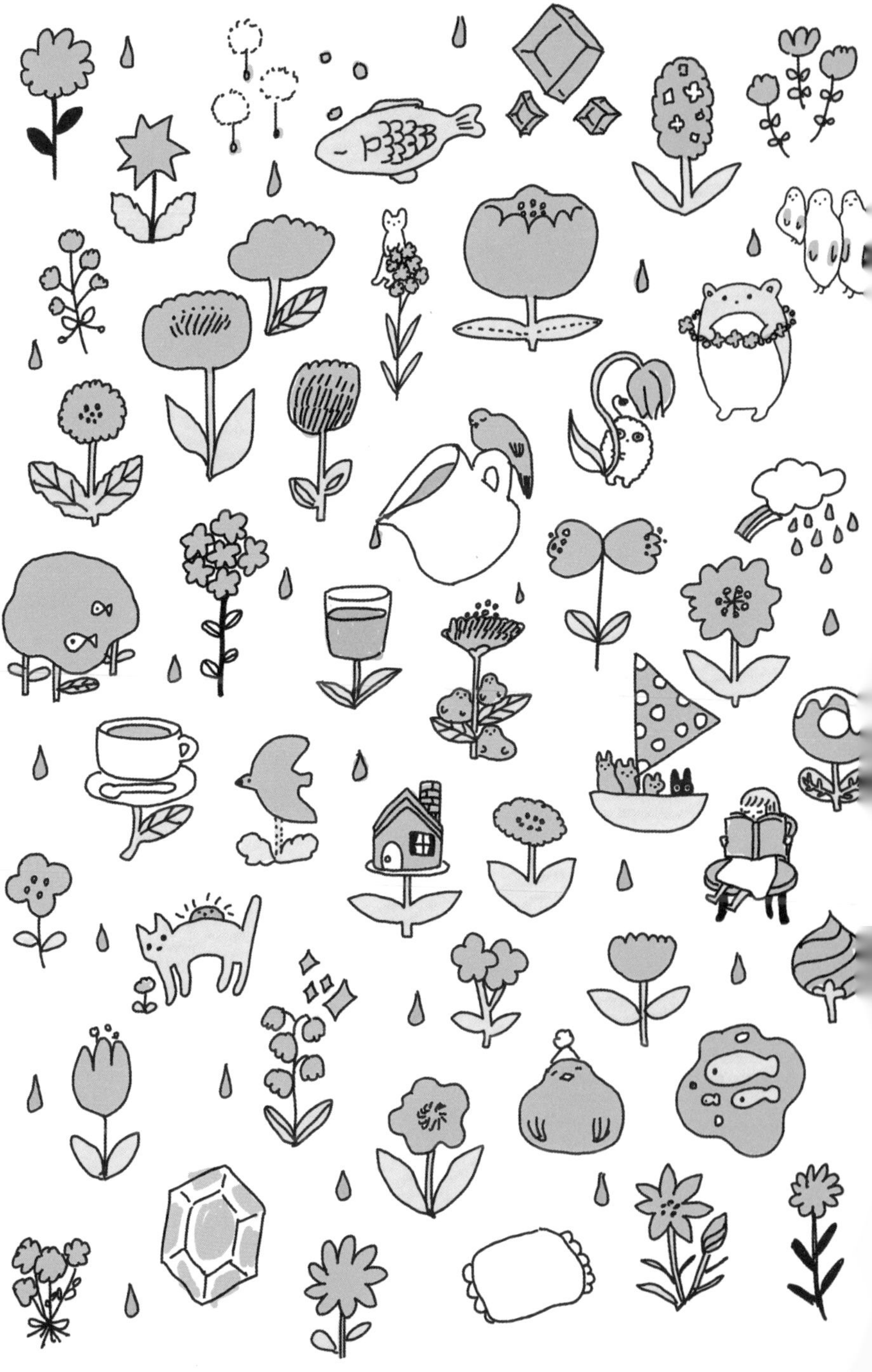

HEKOMANAI

96

100

夜眠る前に自分をほめる

誰かからほめ言葉をかけてもらえると、ちょっとしたことでもうれしくなるものです。「今日の服、素敵ね。似合ってる！」なんて言われたら、その日は一日中ウキウキした気分で過ごせるくらい、気持ちがよくなるでしょう。とはいえ、人からほめてもらえる機会は、そうたくさんあるものではありません。それならばいっそのこと、**88**（208頁）でも触れたように、自分で自分をほめることを習慣にしましょう。それも夜、眠りにつく前の自分にほめ言葉をかけてあげるのがおすすめです。

夜、眠る前に鏡を見ながら、「今日も一日がんばったね」「よく働きました。おつかれさま！」「きちんとケアしたから、髪も肌もとってもきれいだね」など、自分が言われたらうれしいほめ言葉をかけます。ほめ言葉に包まれて、よい気分で眠りにつくことができたら、翌朝も笑顔で目覚めることができるはずです。自分で自分をほめることは、自己肯定感の高まりにもつながります。ぜひ取り入れてほしい習慣です。

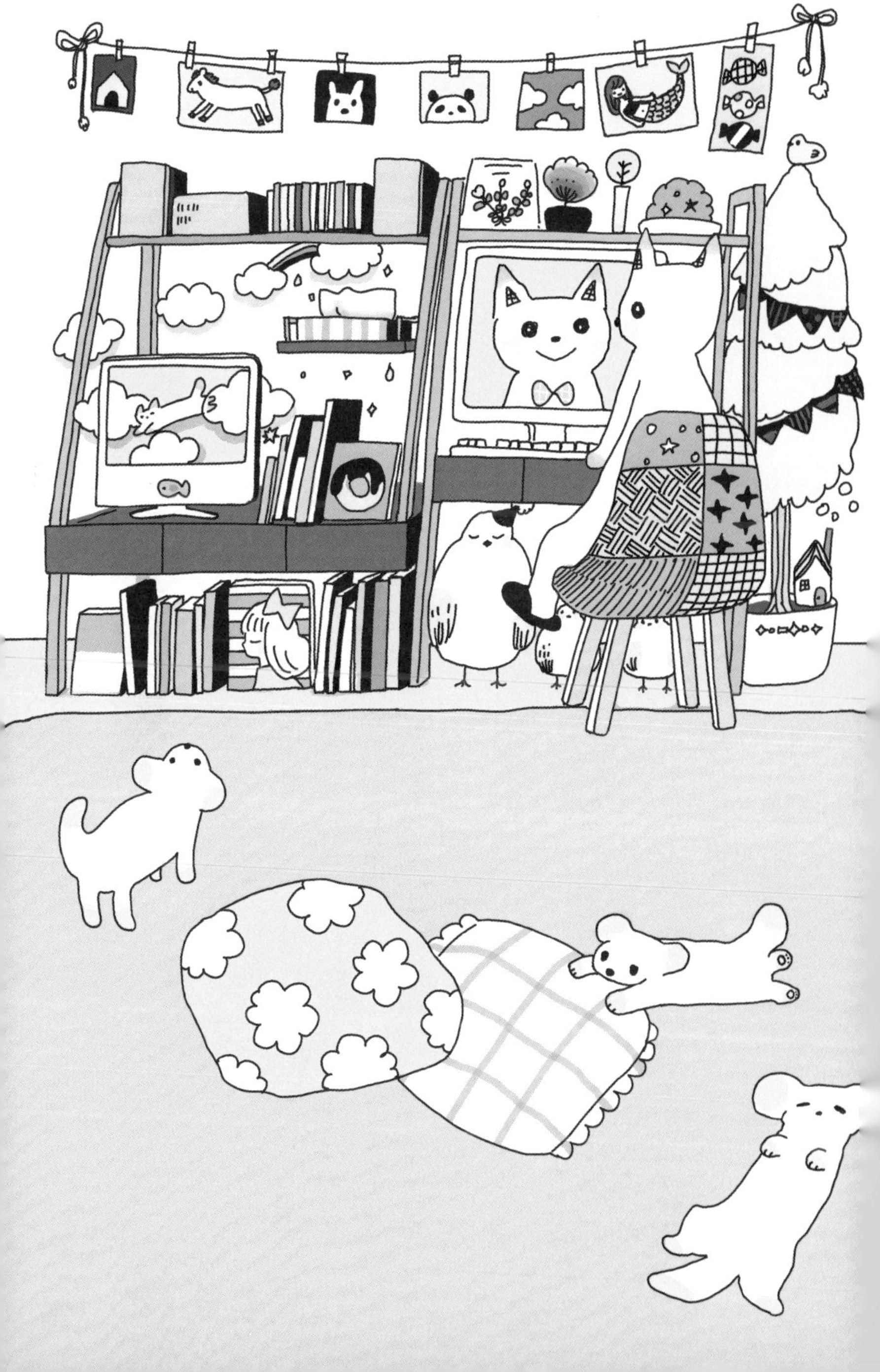

HEKOMANAI

97

100

とにかく黙って深呼吸

怒りという感情は、自律神経のバランスを大きく乱し、心と体のコンディションを崩してしまうものです。「あの人の、あの言い方が腹立たしい」「なんであんなことを言われないといけないの」と思わず感情が高ぶり、「あ、今私は怒ってるな」とか「怒りそうだな」と気づいたとき、習慣にしてほしいことがあります。それは「とにかく黙って、深呼吸をする」こと。怒りの感情にはおもしろい特徴があり、怒りがわいていることに客観的に気づけると、その時点で怒りの度合いが半分程度に収まってしまうのです。まずは怒りの感情に気づくことが大切です。

そして怒りに気づけたら、大きく一度深呼吸をして、副交感神経を優位にしましょう。怒りで緊張していた心と体がリラックスし、とがった気持ちもゆるんでいくはずです。怒りの原因になった相手に何かを言うにしても、怒りに任せて言葉をぶつけるより、冷静に言葉を選んで話したほうが、ずっと効果的に気持ちを伝えられるでしょう。

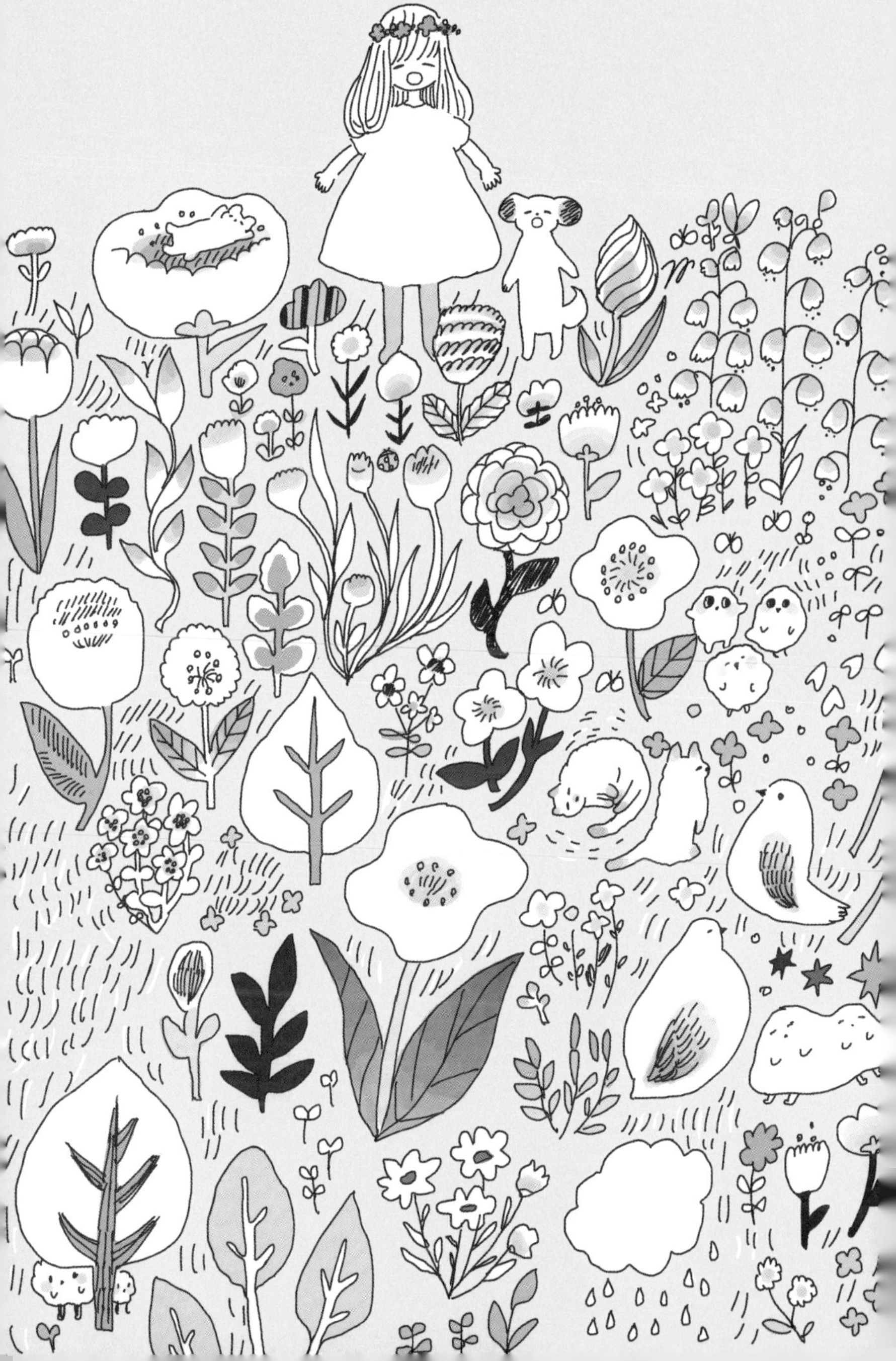

HEKOMANAI

98

100

自分由来だと考える

私たちは日々、多くのイライラやストレスを抱えています。ストレスの原因は人によってさまざまであり、自分ではどうにもならないようなことが原因ということもあるでしょう。でも、中には自分の振る舞いや習慣、くせなどが影響して、自分で自分を苦しい状況に追い込んでいる人もいるかもしれません。たとえば、何事も全力でこなさないと気が済まないという人は、どんな仕事でも手を抜けないため、多くの物事を抱え込んで、ストレスをためてしまうかもしれません。また、完璧主義の人は、ささいなミスで自分を責めてしまうこともあるでしょう。

ストレスの中にはこうして、自分が原因で作り出されているものも少なくありません。「ああ、同じところでミスしてしまった！」とイライラしたとき、「あ、このイライラは、自分の考え方が原因で生じているな」と気づけると、乱れた自律神経のバランスも、少しずつ整い始めていくでしょう。

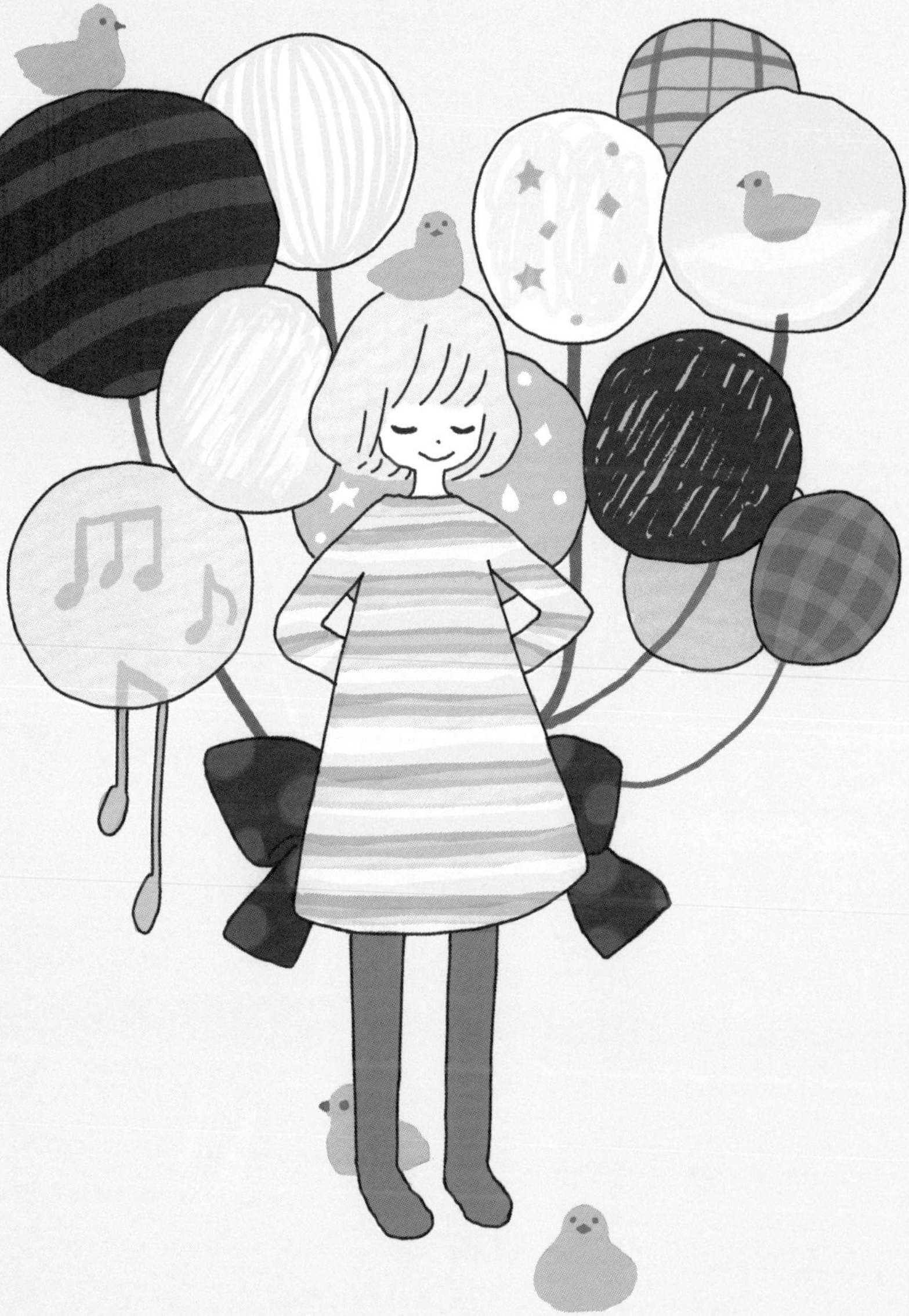

99

100

朝起きて1時間以内に30分程度の散歩をする

朝の散歩にはさまざまな効果が期待できます。ひとつめが朝、外に出て太陽の光を浴びることで体内時計がリセットされ、自律神経のバランスが整う効果です。**44**（114頁）でも説明したように、太陽の光で体内時計をリセットすると規則正しい生活が送れるようになり、自律神経のバランスが整います。2つめとして挙げられるのが、幸せホルモンであるセロトニンの分泌を促す効果です。太陽の下で散歩することは、セロトニンの分泌を促すのに最適で、イライラしにくくなります。3つめは、朝に運動をすることで、午前中のパフォーマンスを高める効果です。体を動かすことで交感神経が優位になり、脳がリラックスモードから活動モードに切り替わり、ベストなパフォーマンスを発揮しやすくなるはずです。

「午前中は眠くて、何をしていてもはかどらない……」という人にこそ、朝の散歩はおすすめです。紫外線が気になるという人もいるかもしれませんが、早朝は比較的日差しも弱く、また体作りをサポートするビタミンDを作ることもできます。早朝の散歩を習慣にして、心と体を整えましょう。

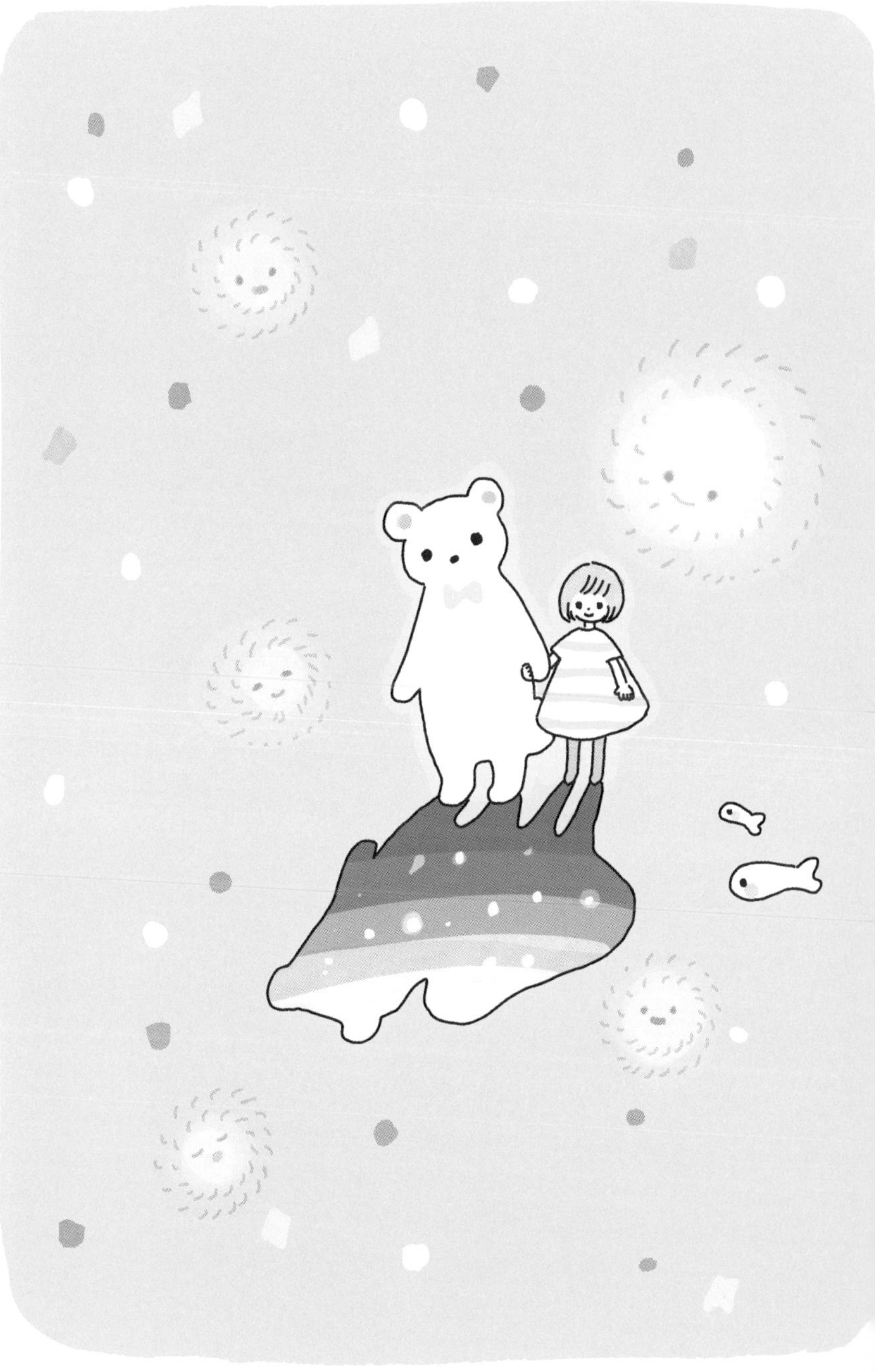

100

100

ゆっくり話す

ゆっくり話すことが、なぜイライラを抑えることにつながるのでしょうか。それにはもちろん理由があります。まずは、ゆっくり話すことで、余計な感情が抑えられることです。人は感情的になればなるほど、早口になります。怒っている人を思い出してみましょう。だいたい早口ですよね。でも、ゆっくり話をすると、感情の高まりが抑えられるので、感情的になったり、余計なことを言ったりして、誰かを傷つけるリスクが減ります。それに加えて、ゆっくり話すと呼吸もしっかりとできるため、副交感神経が優位になり、自律神経のバランスが整います。

さらに、言葉の力を最大限に発揮することにもつながります。聞いている人の印象に残りやすいので、相手に納得してほしいときほど、ゆっくり話すほうが伝わりやすいのです。印象に残るスピーチを行っている人を見ていると、そのほとんどがゆっくりと話していることに気づきます。みなさんもぜひ、習慣にしてみてください。

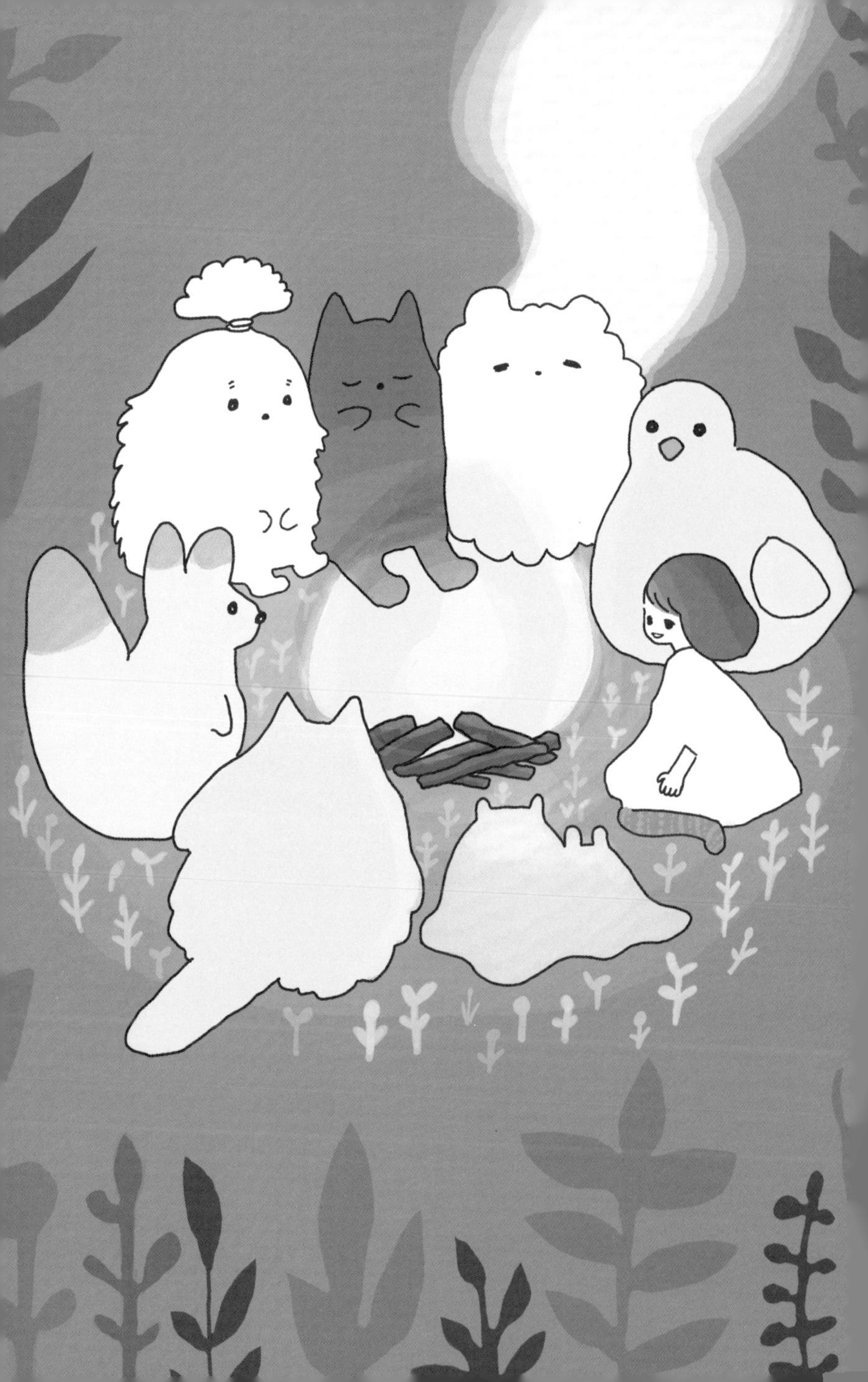

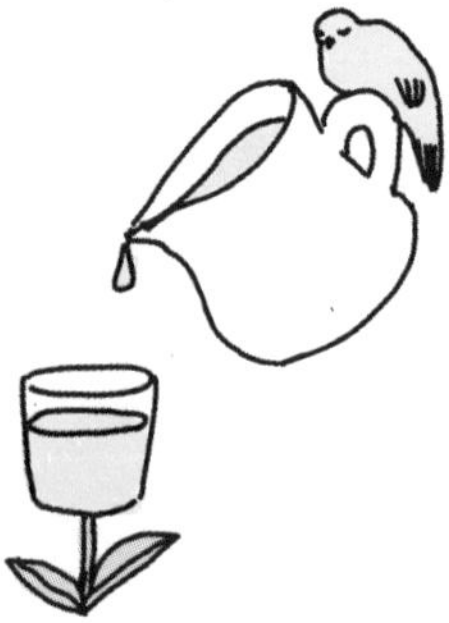

おわりに

いかがだったでしょうか。本書に挙げた100の習慣は、あなたが思っていた以上にシンプルで簡単だったのではないでしょうか。

たとえば、朝食のメニューを変えること。睡眠時間を整えること。一杯の水を飲むこと。体を締めつけない洋服を選ぶこと。あえて階段を利用すること。電話やメールに、自分のペースで返信すること。暗いニュースから距離を置くこと……。

「これくらいのことで、私自身が本当に変わるの?」

もしかして、そう思われているでしょうか。

もちろん、これらの行動は、「思いついたとき」だけでなく、できるだけ継続することが大事です。シンプルで簡単な行動だからこそ、習慣化することが大事です。

今までのあなたには、無意識に続けていた〝悪い習慣〟もあるはずです。

本書を読んで、その〝悪い習慣〟に気づいたら、ぜひ、それを〝よい習慣〟に切り替えてください。何より「〝悪い習慣〟に気づけるようになった」ということ自体が、すばらしいことです。


生きづらいと感じることもあると思います。でも、せっかく今を生きているわけですから、あなた自身が希望を持ち、明るく過ごせる日々を、ゆっくりと増やしていきましょう。

一日1項目からでも構いません。好きなところから取り入れてみてください。


さて、なぜ私が〝習慣〟にこだわるのか。少しお話しさせてください。

私は、福岡市内の救急病院で、医師としてのキャリアをスタートさせています。

最初の2年間で、脳卒中や心筋梗塞など、さまざまな緊急疾患の患者さんに向き合ってきました。そこで気になったのは、救急車で運び込まれる患者さんたちの健康状態です。

血圧、血糖値、コレステロールなどの値が非常に悪い人が多かったのです。

それまで健康的に見えて、普通に歩いていた人が、突然寝たきりや車椅子の生活になる。

ご本人はもちろん、ご家族やまわりの人も、看病・介護のために仕事をやめる。

そんなケースに数多く直面するようになり、「病気を普段から予防する大切さ」を痛感するようになりました。


若い頃から、生活習慣に気をつけていれば。

凹まず、健やかな心身に戻すくせを身につけていれば。

救急車で運び込まれるような大きな病気には、ならなかったかもしれないのです。


今のあなたはまだ若くて健康ですから、「先のことなんて……」とお思いかもしれません。

先のことよりも、今、目の前にあることで、頭がいっぱいかもしれません。

でも〝今のあなた〟は〝将来のあなた〟に確実につながっています。

あなたの人生の主役は〝あなた〟です。今日のあなたが、よい習慣をひとつ身につけるたびに、将来のあなたはより健やかに、より美しくなります。

みなさんご一緒に、よい習慣を積み重ねていきましょう。

工藤孝文

参考文献・サイト

『やせる、不調が消える 読む冷えとり』石原新菜／主婦の友社

『オトナ女子の不調をなくす カラダにいいこと大全』小池弘人監修／サンクチュアリ出版

『セルフケアの道具箱 ストレスと上手につきあう100のワーク』伊藤絵美／晶文社

『整える習慣』小林弘幸／日経ビジネス人文庫

『疲れない大百科』工藤孝文／ワニブックス

『かからない大百科』工藤孝文／ワニブックス

『不調を知らせるカラダサイン図鑑』工藤孝文／WAVE出版

「工藤孝文のかかりつけ医チャンネル」YouTube

など

工藤孝文（くどう　たかふみ）

内科医。福岡大学医学部卒業後、アイルランド、オーストラリアへ留学。現在は、自身のクリニック：みやま市工藤内科で地域医療に力を注いでいる。専門は、糖尿病・高血圧・脂質異常症などの生活習慣病、漢方治療・ダイエット治療など多岐にわたる。メディアでは、ジャンルを問わず様々な医療の最新情報を発信している。日本内科学会、日本糖尿病学会、日本肥満学会、日本東洋医学会、日本抗加齢医学会、日本女性医学学会、日本高血圧学会、日本甲状腺学会、小児慢性疾病指定医。出演番組「ホンマでっか！TV」「世界一受けたい授業」「あさイチ」など多数。

こいけ　えみこ

イラストレーター、絵描き。奈良芸術短期大学デザイン科卒業。
2018年、第9回武井武雄記念 日本童画大賞 タブロー部門大賞。
著書に絵本『わたしのおほしさま』（ぶんしん出版）がある。
日々の絵をInstagramに載せている。
www.instagram.com/nemuiro/

凹《へこ》まない100の習慣

2021年10月20日　第1版第1刷発行

著　　者　工藤孝文
イラスト　こいけえみこ
発 行 所　WAVE出版
〒102-0074 東京都千代田区九段南3-9-12
TEL：03-3261-3713　FAX：03-3261-3823
振替：00100-7-366376
E-mail：info@wave-publishers.co.jp
https://www.wave-publishers.co.jp

印刷・製本　中央精版印刷株式会社

NDC498　239p　19cm　ISBN978-4-86621-375-0